El libro de cocina de la dieta mediterránea completo 2021

50 recetas asequibles que pueden hacer los principiantes y las personas ocupadas

Dolores **Rubio**

Reservados todos los derechos.

Descargo de responsabilidad

La información contenida i está destinada a servir como una colección completa de estrategias sobre las que el autor de este libro electrónico ha investigado. Los resúmenes, estrategias, consejos y trucos son solo recomendaciones del autor, y la lectura de este libro electrónico no garantiza que los resultados de uno reflejen exactamente los resultados del autor. El autor del libro electrónico ha realizado todos los esfuerzos razonables para proporcionar información actualizada y precisa a los lectores del libro electrónico. El autor y sus asociados no serán responsables de ningún error u omisión no intencional que se pueda encontrar. El material del eBook puede incluir información de terceros. Los materiales de terceros forman parte de las opiniones expresadas por sus propietarios. Como tal, el autor del libro electrónico no asume responsabilidad alguna por el material u opiniones de terceros.

Sommario

INTRODUCCIÓN

Si está tratando de comer alimentos que sean mejores para su corazón, comience con estos nueve ingredientes saludables de la cocina mediterránea.

Los ingredientes clave de la cocina mediterránea incluyen aceite de oliva, frutas y verduras frescas, legumbres ricas en proteínas, pescado y cereales integrales con cantidades moderadas de vino y carnes rojas. Los sabores son ricos y los beneficios para la salud de las personas que eligen una dieta mediterránea, una de las más saludables del mundo, son difíciles de ignorar: es menos probable que desarrollen presión arterial alta, colesterol alto u obesidad. Si está tratando de comer alimentos que sean mejores para su corazón, comience con estos ingredientes saludables de la cocina mediterránea.

1 sopa cremosa de puerros y frijoles

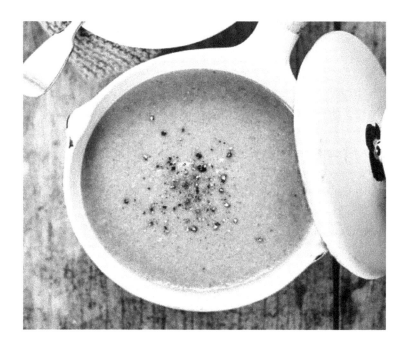

Ingredientes

- ❖ 1 cucharada de aceite de colza

- ❖ 600g de puerros, bien lavados y en rodajas finas

- ❖ 1 l de caldo de verduras picante

- ❖ 2 latas de 400g de frijoles cannellini, escurridos

- ❖ 2 dientes de ajo grandes, finamente rallados

- ❖ 100 g de espinacas tiernas

- ❖ 150 ml de leche entera

PASOS

1. Calentar el aceite en una sartén grande, agregar los puerros y cocinar a fuego medio-bajo durante 5 min. Vierta el caldo, vierta los frijoles, cubra y cocine a fuego lento durante 10 minutos.

2. Agregue el ajo y las espinacas, cubra la sartén y cocine por 5 minutos más hasta que la espinaca se haya marchitado pero aún conserve su color verde fresco.

3. Agrega la leche y mucha pimienta, y bate con una batidora hasta que quede suave. Sirva en tazones y enfríe el resto.

2 gachas de quinua con cardamomo y melocotón

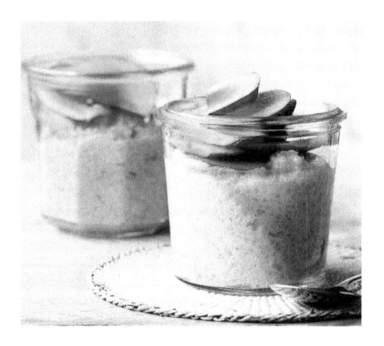

Ingredientes

- ❖ 75g de quinua

- ❖ 25g de avena

- ❖ 4 vainas de cardamomo

- ❖ 250 ml de leche de almendras sin azúcar

- ❖ 2 duraznos maduros, cortados en rodajas

- ❖ 1 cucharadita de sirope de arce

PASOS

1. Poner las vainas de quinoa, avena y cardamomo en una cacerola pequeña con 250ml de agua y 100ml de leche de almendras. Lleve a ebullición, luego cocine a fuego lento durante 15 minutos, revolviendo ocasionalmente.

2. Vierta la leche de almendras restante y cocine por 5 minutos más hasta que esté cremoso.

3. Retire las vainas de cardamomo, vierta en tazones o frascos y cubra con los duraznos y el jarabe de arce.

3.Fizz falso

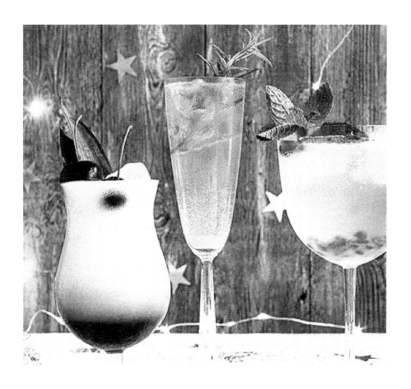

Ingredientes

- ❖ 2 cucharaditas de vinagre de sidra de manzana

- ❖ agua con gas, para rellenar

- ❖ Para el almíbar base

- ❖ 1 pera en rodajas

- ❖ 4 orejones

- ❖ 75 g de azúcar en polvo dorada

- ❖ 25g de miel

- ❖ 1 ramita de romero, más extra para decorar (opcional)

- ❖ 1 tira de ralladura de limón

PASOS

1. Para hacer el almíbar base, poner la pera en rodajas, los orejones, el azúcar en polvo, la miel, una ramita de romero y una tira de ralladura de limón en un cazo con 100ml de agua. Calentar durante 10 minutos o hasta que el azúcar se haya disuelto y la pera esté muy blanda, luego dejar enfriar por completo.

2. Cuele el almíbar en una jarra, agregue el vinagre de sidra de manzana y enfríe en la nevera durante al menos 30 minutos. Vierta unos 25 ml del almíbar en una copa de champán y cubra con agua fría con gas. Adorne con una ramita de romero, si lo desea.

4.Ragu de tomate y carne picada

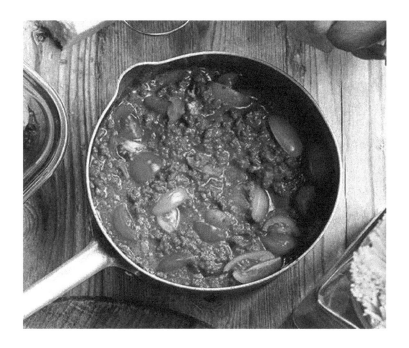

Ingredientes

- ❖ 400 g de espaguetis u otras pastas

- ❖ 100 g de tomates cherry, en cuartos (use una mezcla de colores)

- ❖ 1 cucharada de mascarpone

- ❖ 1 manojo de albahaca, picada

- ❖ parmesano, para servir

- ❖ Para la base de carne picada

- ❖ 1 cucharada de aceite de oliva

- ❖ 1 cebolla pequeña finamente picada

- ❖ 1 diente de ajo machacado

- ❖ ½ rama de apio, finamente rebanada

- ❖ 1 zanahoria pequeña, finamente picada

- ❖ 500 g de carne picada, 10% de grasa

- ❖ 3 cucharadas de tómate y puré de verduras

- ❖ 200ml de pasta

- ❖ 50 ml de leche

PASOS

1. Calentar la mitad del aceite en una sartén, agregar la cebolla y sofreír hasta que comience a ablandarse, luego agregar el ajo, el apio y la zanahoria y cocinar hasta que estén suaves. Mientras tanto, caliente el aceite restante en una sartén aparte y fría la carne picada en lotes, sacando cada lote con una espumadera y dejando el exceso de aceite.

2. Agregue la carne picada a las verduras, luego agregue el puré de tomate y cocine por 1 min. Agregue la passata y cocine a fuego lento. Tape y cocine a fuego muy lento durante 1½-2 hrs, luego agregue la leche y cocine por 30 min. Si está preparando la base con anticipación, puede dejarla enfriar en esta etapa y luego congelarla hasta por un mes. (Descongele completamente antes de usar en el siguiente paso).

3. Cocina los espaguetis siguiendo las instrucciones del paquete.

4. Vierta la base de carne picada en una sartén y déjela hervir a fuego lento. Agregue los tomates cherry y cocine por 1 minuto, luego revuelva con el mascarpone y la albahaca. Sirva sobre los espaguetis y cubra con parmesano, si lo desea.

5.Macarrones con queso de nuez en espiral

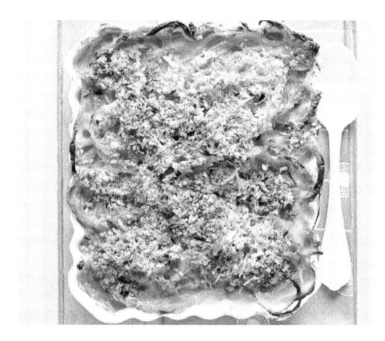

Ingredientes

- ❖ 50 g de mantequilla

- ❖ 50 g de harina común

- ❖ 1 cucharadita de mostaza en polvo

- ❖ 600 ml de leche

- ❖ 250 g de queso cheddar extra maduro, rallado

- ❖ 2 calabacines medianos (de unos 900 g cada uno), pelados, con los extremos cortados, cortados por la mitad y en forma de espiral en fideos gruesos

- ❖ 30g de parmesano rallado

- ❖ 30 g de pan rallado seco

- ❖ 2 ramitas de tomillo, hojas recogidas y finamente picadas

- ❖ ½ cucharadita de cayena

PASOS

1. Caliente el horno a 200C / 180C ventilador / gas 6. Derrita la mantequilla en una cacerola mediana a fuego medio. Una vez derretido, agregue la harina y la mostaza en polvo. Mezcle hasta obtener una pasta suave y cocine, revolviendo durante 1 min.

2. Poco a poco, bata la leche hasta que tenga una salsa suave. Cocine a fuego lento durante 3-4 minutos, batiendo constantemente hasta que la salsa se espese. Retire la sartén del fuego y agregue el queso cheddar. Una vez derretido, gusto para condimentar, me gusta agregar un generoso molido de pimienta negra.

3. Coloque los fideos de nuez en un tazón grande y vierta sobre la salsa de queso, mezcle bien para que cada hebra esté cubierta con la salsa y luego vierta en una fuente grande para horno (aproximadamente 25 x 30 cm). En un tazón pequeño, mezcle el parmesano, el pan rallado, el tomillo y la pimienta de cayena.

4. Esparza la mezcla de pan rallado sobre la parte superior de la nuez y luego hornea durante 20 a 25 minutos hasta que burbujee, esté crujiente y dorado.

6 puré de abadejo, coliflor y patata

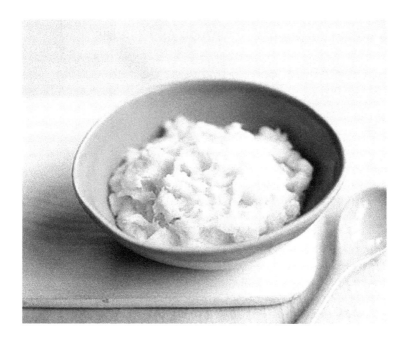

Ingredientes

- ❖ 1 papa mediana para hornear

- ❖ 1 pieza pequeña de filete de eglefino (o bacalao o abadejo), aproximadamente 150 g

- ❖ 1/2 coliflor pequeña, cortada en floretes

- ❖ un chorrito de leche o una nuez de mantequilla

PASOS

1. Calentar el horno a 200C / ventilador 180C / gas 6. Envolver la papa en papel de aluminio, colocar en una bandeja de horno y asar en el horno durante 1 hora 15 min. Envuelva el pescado en un trozo de papel de aluminio, colóquelo en la misma bandeja y continúe cocinando durante otros 10 minutos o hasta que esté opaco y bien cocido.

2. Mientras tanto, hierva una cacerola con agua, coloque una vaporera encima y cocine al vapor la coliflor durante unos 8 minutos o hasta que esté tierna.

3. Una vez cocida, corte la papa por la mitad y saque el relleno. Se desmenuza el pescado, quitando las espinas y desechando la piel.

4. Blitz la coliflor, la patata y el eglefino, agregando un chorrito de leche o un poco de mantequilla si lo deseas, para aflojar el puré.

7- brûlée de frambuesa

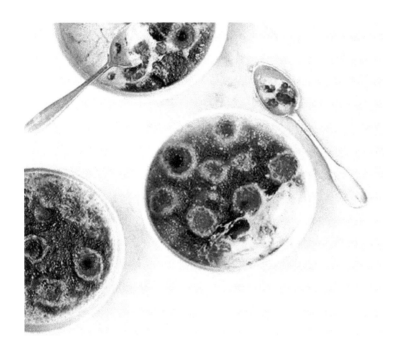

Ingredientes

- ❖ 1 vaina de vainilla

- ❖ ½ limón, solo ralladura

- ❖ 300ml de crema doble

- ❖ 100 g de frambuesas

- ❖ 4 yemas de huevo

- ❖ 2 cucharadas de azúcar en polvo dorada

- ❖ 2 cucharadas de azúcar demerara

PASOS

1. Divida la vaina de vainilla y raspe las semillas en una sartén con la ralladura de limón y la crema. Mezcle la vaina también. Caliente hasta justo antes de que hierva la crema; se formarán pequeñas burbujas en los bordes. Apagar el fuego e infundir durante 15 minutos.

2. Calentar el horno a 160C / 140C ventilador / gas 3. Colocar cuatro moldes en una fuente para asar y llenar el molde con agua hirviendo de modo que se destapen unos 2 cm de los moldes.

3. Divida las frambuesas entre los moldes, reservando algunas. Batir las yemas de huevo y el azúcar en polvo, con un batidor eléctrico, hasta que estén muy pálidas y esponjosas, aproximadamente 3 minutos. Retire la cáscara y la vaina de vainilla de la crema enfriada, luego mezcle lentamente con la mezcla de huevo. Transfiera a una jarra y vierta a través de un colador en los moldes, luego cubra con las frambuesas reservadas. Hornee en el horno durante 20-25 minutos hasta que la natilla forme una piel y se mueva ligeramente cuando empuje la bandeja. Deje enfriar, luego enfríe en el refrigerador durante al menos 4 horas.

4. Si no tiene un soplete, caliente la parrilla a fuego alto. Espolvoree azúcar demerara sobre cada molde y use un soplete para caramelizar la parte superior o colóquelos debajo de la parrilla hasta que el azúcar se haya derretido y crujiente. Deje reposar durante 5 minutos antes de servir.

9 sopa de gulash de ternera

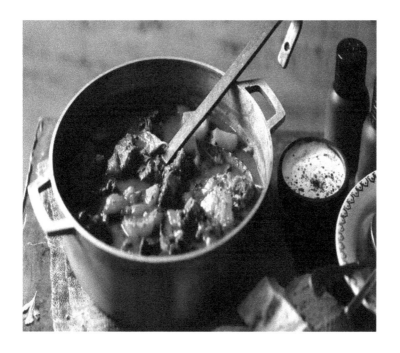

Ingredientes

- ❖ 1 cucharada de aceite de colza

- ❖ 1 cebolla grande, cortada por la mitad y en rodajas

- ❖ 3 dientes de ajo, en rodajas

- ❖ 200 g de ternera para guisar extra magra, finamente picada

- ❖ 1 cucharadita de semillas de alcaravea

- ❖ 2 cucharaditas de pimentón ahumado

- ❖ 400g de tomates picados en lata

- ❖ 600 ml de caldo de res

- ❖ 1 camote mediano, pelado y cortado en cubitos

- ❖ 1 pimiento verde, sin semillas y cortado en cubitos

- ❖ Cobertura sobrealimentada

- ❖ 150g de yogur natural bio

- ❖ buen puñado de perejil picado

PASOS

1. Calentar el aceite en una sartén grande, agregar la cebolla y el ajo, y freír durante 5 minutos hasta que empiece a colorear. Agregue la carne, aumente el fuego y fría, revolviendo, para que se dore.

2. Agregue la alcaravea y el pimentón, revuelva bien, luego vierta los tomates y el caldo. Tapar y dejar cocer a fuego lento durante 30 minutos.

3. Agregue la batata y el pimiento verde, tape y cocine por 20 minutos más o hasta que estén tiernos. Deje enfriar un poco, luego sirva cubierto con el yogur y el perejil (si la sopa está demasiado caliente, matará las bacterias beneficiosas del yogur).

10.Pastel de cabaña dulce cubierto de papa

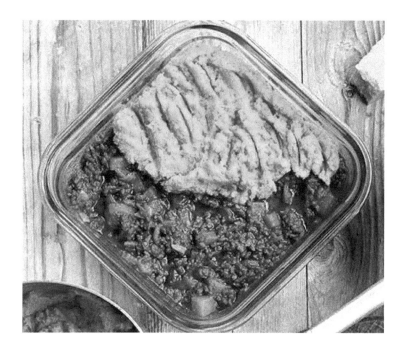

Ingredientes

- ❖ 1 cucharada de aceite de oliva

- ❖ 1 cebolla picada

- ❖ 1 zanahoria cortada en cubitos

- ❖ 1 rama de apio picado

- ❖ 2 ramitas de tomillo

- ❖ 1 hoja de laurel

- ❖ 650 g de batatas, cortadas en trozos

- ❖ 75 ml de leche

- ❖ 20 g de mantequilla

Para la base de carne picada

- ❖ 1 cucharada de aceite de oliva

- ❖ 1 cebolla pequeña finamente picada

- ❖ 1 diente de ajo machacado

- ❖ $\frac{1}{2}$ rama de apio, finamente rebanada

- ❖ 1 zanahoria pequeña, finamente picada

- ❖ 500 g de carne picada, 10% de grasa

- ❖ 3 cucharadas de puré de tomate y verduras

- ❖ 200ml de passata

- ❖ 50 ml de leche

PASOS

1. Para la base: calentar la mitad del aceite en una sartén, agregar la cebolla y sofreír hasta que comience a ablandarse, luego agregar el ajo, el apio y la zanahoria y cocinar hasta que esté suave. Mientras tanto, caliente el aceite restante en una sartén aparte y fría la carne picada en lotes, sacando cada lote con una espumadera y dejando el exceso de aceite.

2. Agregue la carne picada a las verduras, luego agregue el puré de tomate y cocine por 1 min. Agregue la passata y cocine a fuego lento. Tape y cocine a fuego muy lento durante $1\frac{1}{2}$-2 hrs, luego agregue la leche y cocine por 30 min. Si está preparando la base con anticipación, puede dejarla enfriar en esta etapa y luego congelarla hasta por un mes. (Descongele completamente antes de usar en el siguiente paso).

3. Para terminar la receta, calentar más aceite en una sartén y freír otra cebolla hasta que empiece a ablandarse. Agrega la zanahoria y el apio y sofríe hasta que estén tiernos. Agregue el tomillo y el laurel y cocine por 1 minuto, luego agregue la base

de la carne picada y cocine a fuego lento. Cubra y cocine durante 20 minutos (retire la tapa hacia el final si no es lo suficientemente espesa).

4. Caliente el horno a 180C / 160C ventilador / gas 4. Cocine los camotes en agua hirviendo hasta que estén tiernos, escurra bien, luego agregue la leche y triture las papas.

5. Vierta la mezcla de carne en una cazuela y nivele (pesque el tomillo y el laurel y deséchela), luego amontone la mezcla de papa encima y extiéndala. Cocine durante 30 minutos o hasta que la parte superior comience a dorarse.

11 sopa de pollo en lotes grandes

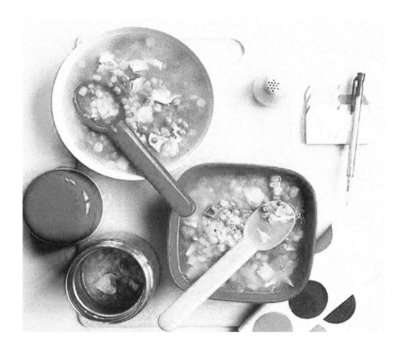

Ingredientes

- ❖ 250 g de mezcla de sofrito (o cebolla, zanahoria y apio finamente picados)

- ❖ 1 cucharada de aceite de colza

- ❖ 1 pollo, elástico o sin cuerda

- ❖ 1 hoja de laurel

- ❖ 2 cubos de caldo de pollo bajo en sal o cubitos

- ❖ 200 g de guisantes congelados

- ❖ 200 g de maíz dulce congelado (opcional)

- ❖ 200 g de pasta para sopa o fideos secos cortados en trozos, cocidos

PASOS

1. Freír la mezcla de sofrito en el aceite de colza durante unos 10 minutos hasta que esté muy suave y la cebolla esté traslúcida. Haz esto a fuego lento y no dejes que se dore. Vierta en una cazuela.

2. Coloque el pollo encima del sofrito, agregue la hoja de laurel y el caldo se derrita y suficiente agua fría para subir la mayor parte del pollo. Deje hervir

lentamente y luego tape la cazuela. Cocine durante 1 hora y luego verifique si el pollo está bien cocido; la carne debería haber comenzado a desprenderse de los extremos de las piernas, si lo está. Saque con cuidado el pollo de la sartén y déjelo enfriar un poco, luego retire la carne de la pechuga de la carcasa. (Enfríe y enfríe las pechugas si desea conservarlas para otro día, o córtelas si desea hacer una generosa tanda de esta sopa). Quite la carne restante de los huesos y córtela en cubos lo suficientemente pequeños como para sentarse en un cuchara sopera.

3. Pruebe el caldo en el que se cocinó el pollo y, si tiene un sabor débil, hiérvalo durante 15-20 minutos para reducirlo y vuelva a probar. No lo sazone hasta que esté satisfecho con el sabor. Si quieres enfriar o congelar parte de la base de la sopa, hazlo ahora y agrega el resto de los ingredientes más tarde cuando la vuelvas a calentar. Agregue los guisantes y el maíz dulce (si se usa) junto con la pasta de sopa y vuelva a hervir a fuego lento. Vuelva a agregar la carne de pollo.

12.- bagatela de fresa y flor de saúco

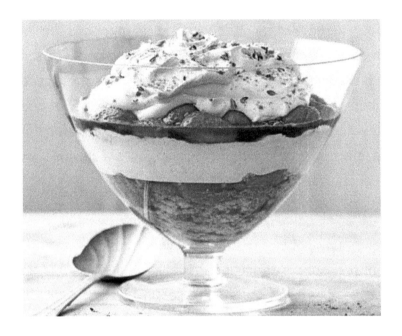

Ingredientes

Para las natillas

- ❖ Crema doble bote 600ml

- ❖ 1 vaina de vainilla, semillas raspadas

- ❖ 4 yemas de huevo grandes

- ❖ 1 cucharada de harina de maíz

- ❖ 50ml cordial de flor de saúco

- ❖ 2 cucharadas de azúcar en polvo dorada

Para la gelatina de jengibre

- ❖ 350 ml de vino de jengibre

- ❖ 3 hojas de gelatina en hojas, remojadas en agua fría durante 5 minutos

- ❖ Para la base de la esponja

- ❖ 200 g de bizcocho de limón, partido en trozos pequeños

Para el adobo de fresa

- ❖ 400 g de juego de palabras neto de fresas, peladas y cortadas por la mitad

- ❖ 3 cucharadas de azúcar en polvo dorada

- ❖ 1 cucharada de vinagre balsámico

Para la crema de vainilla

- ❖ 600ml de crema doble

- ❖ 1 cucharadita de pasta de vainilla

- ❖ 50 g de azúcar glas

Servir

- ❖ unas galletas de jengibre, trituradas

- ❖ 1 cucharadita de hojas de tomillo limón

PASOS

1. Para las natillas, calentar la nata y la vainilla en una cacerola mediana y llevar a ebullición. Batir los huevos, la harina de maíz, el cordial y el azúcar en un bol, luego verter la crema de vainilla caliente. Vierta en una sartén limpia y deje a fuego mediobajo durante 5-6 minutos hasta que espese y brille.
   Pasar por un colador fino a un bol y dejar enfriar.

2. Poner el vino y la gelatina en una olla aparte, calentar suavemente para que se disuelva, luego pasar por otro colador fino a una jarra y dejar enfriar un poco.

3. Coloque el bizcocho de limón en un plato para servir, viértalo sobre la gelatina y colóquelo en el refrigerador durante 1 hora para que cuaje. Una vez cuajado, vierta la natilla sobre la base de la bagatela y déjela reposar en la nevera durante la noche.

4. Al día siguiente, ponga las fresas, el azúcar en polvo y el vinagre en un tazón, mezcle y déjelo en el refrigerador durante 1 hora más o menos. Coloque

las fresas encima de las natillas, junto con los jugos balsámicos.

5. Batir la nata, la vainilla y el azúcar glas, luego colocar encima de la bagatela. Para servir, desmenuzar sobre las galletas y espolvorear con tomillo.

13 garbanzos asados al curry básico

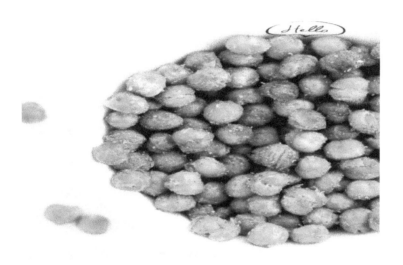

Ingredientes

- ❖ 2 latas de garbanzos de 400g

- ❖ 1 ½ cucharada de aceite de colza

- ❖ 1 cucharadita de semillas de alcaravea

- ❖ 1 cucharadita de semillas de mostaza

- ❖ 1 cucharada de curry en polvo

PASOS

1. Caliente el horno a 200C / 180C ventilador / gas 6. Escurra los garbanzos y dé golpecitos con un paño de cocina para eliminar la mayor cantidad de humedad posible. Colóquelos en una bandeja para asar, mezcle con el aceite, las semillas y los condimentos y ase durante 20 minutos hasta que estén dorados. Agregue el curry en polvo y disfrute.

Usa la receta como base para hacer:

- Palomitas de maíz con hojas de curry

- Mezcla de garbanzos Bombay

- Hummus al curry

14 Balti de pollo más saludable

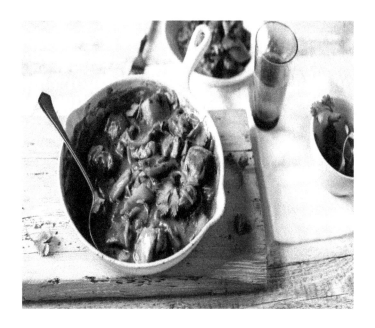

Ingredientes

- ❖ 450 g de pechuga de pollo deshuesada y sin piel, cortada en trozos pequeños

- ❖ 1 cucharada de jugo de lima

- ❖ 1 cucharadita de pimentón

- ❖ $\frac{1}{4}$ de cucharadita de chile en polvo

- ❖ $1\frac{1}{2}$ cucharada de aceite de girasol o maní

- ❖ 1 rama de canela

- ❖ 3 vainas de cardamomo, partidas

- ❖ 1 chile verde pequeño a mediano

- ❖ $\frac{1}{2}$ cucharadita de semillas de comino

- ❖ 1 cebolla mediana, rallada gruesa

- ❖ 2 dientes de ajo, muy finamente picados

- ❖ Trozo de jengibre de $2\frac{1}{2}$ cm, rallado

- ❖ $\frac{1}{2}$ cucharadita de cúrcuma

- ❖ 1 cucharadita de comino molido

- ❖ 1 cucharadita de cilantro molido

- ❖ 1 cucharadita de garam masala

- ❖ 250ml de pasta orgánica

- ❖ 1 pimiento rojo, sin semillas, cortado en trozos pequeños

- ❖ 1 tomate mediano picado

- ❖ 85g de hojas tiernas de espinaca

- ❖ puñado de cilantro fresco picado

- ❖ arroz chapatis o basmati, para servir (opcional)

PASOS

2. Pon el pollo en un tazón mediano. Mezclar el jugo de lima, el pimentón, la guindilla en polvo y una pizca de pimienta negra (paso 1), luego dejar macerar durante al menos 15 minutos, preferiblemente un poco más.

3. Caliente 1 cucharada de aceite en un wok grande antiadherente o en una sartén para saltear. Agregue la rama de canela, las vainas de cardamomo, el chile entero y las semillas de comino, y saltee brevemente solo para colorear y liberar su fragancia (paso 2). Agrega la cebolla, el ajo y el jengibre y sofríe a fuego medio-alto durante 3-4

minutos hasta que la cebolla comience a dorarse. Agregue el aceite restante, luego vierta el pollo y saltee durante 2-3 minutos o hasta que ya no se vea crudo. Mezcle la cúrcuma, el comino, el cilantro molido y el garam masala. Vierta en la sartén, baje el fuego a medio y cocine por 2 minutos (paso 3). Vierta la passata y 150 ml de agua, luego agregue los trozos de pimienta. Cuando comience a burbujear, baje el fuego y cocine a fuego lento durante 15-20 minutos o hasta que el pollo esté tierno.

4. Agregue el tomate, cocine a fuego lento durante 23 minutos, luego agregue las espinacas y déle la vuelta en la sartén para que se marchite. Sazone con un poco de sal. Si desea diluir la salsa, vierta un poco más de agua. Retire la rama de canela, la guindilla y las vainas de cardamomo, si lo desea, antes de servir. Esparcir con cilantro fresco y servir con chapatis tibios o arroz basmati, si lo desea.

15 ollas de palomitas de maíz con caramelo salado

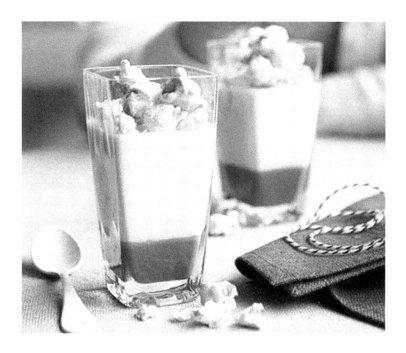

Ingredientes

- ❖ 400ml crema doble

- ❖ 200 ml) de leche

- ❖ 140g de palomitas de caramelo, más un poco para servir

- ❖ 2 hojas de gelatina

- ❖ 4 cucharadas de caramelo de una lata (usamos Carnation)

- ❖ $\frac{1}{4}$-$\frac{1}{2}$ cucharadita de sal marina en escamas

PASOS

1. Vierta la crema y la leche en una cacerola grande, agregue las palomitas de maíz y cocine a fuego lento, empujando las palomitas de maíz debajo del líquido y aplastando suavemente en el fondo de la cacerola. Haga burbujear durante 1 minuto, luego retire del fuego, transfiera a una jarra y enfríe durante al menos 6 horas, o preferiblemente durante la noche.

2. Vuelva a colar la crema de palomitas de maíz en una sartén limpia y vuelva a calentar suavemente,

desechando los trozos restantes de palomitas de maíz. Mientras tanto, coloque las hojas de gelatina en agua fría para que se ablanden durante 3-5 minutos. Cuando la crema de palomitas de maíz esté humeando y la gelatina blanda, retírala del agua y exprime las gotas sobrantes. Coloque en la crema de palomitas de maíz caliente y revuelva hasta que se disuelva. Dejar enfriar un poco.

3. Mezcle el caramelo con la sal marina; comience con 1/4 de cucharadita, pruebe y luego agregue más si cree que lo necesita. Divida el caramelo salado entre 2 vasos o cazuelas. Vierta la crema de palomitas de maíz encima y enfríe durante al menos 2 horas, o durante la noche.

4. ¡Sirve cada olla cubierta con algunos trozos de palomitas de maíz toffee y sumérgete!

16.Torta de yogur helado de mora y manzana

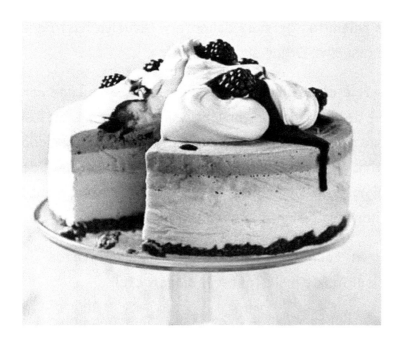

Ingredientes

Para la base

- ❖ 85 g de mantequilla, más extra para engrasar
- ❖ 1 cucharada de azúcar moscabado light
- ❖ ½ cucharadita de canela molida
- ❖ 200 g de galletas Hobnob, finamente trituradas

Para las capas

- ❖ 1 manzana Bramley grande (aproximadamente 350 g), pelada y picada para dar 250 g
- ❖ 2 cucharadas de jugo de limón
- ❖ 450g de moras, y algunas más para servir
- ❖ 2 latas de 400g de leche condensada
- ❖ 750 g de yogur griego con toda la grasa (usamos Total)
- ❖ 600ml de crema doble

- ❖ $\frac{1}{2}$ cucharadita de canela molida

- ❖ 4 cucharadas de azúcar moscabado light

- ❖ 1 cucharadita de polvo de arrurruz mezclado con 1 cucharadita de agua (opcional)

PASOS

1. Engrase y forre la base y los lados de un molde para pasteles redondo de 20 cm de profundidad con pergamino para hornear, dejando 2,5 cm de pergamino sobresaliendo por encima del borde, como un collar. En una sartén grande, derrita la mantequilla con el azúcar. Mezcle la canela y las migas de galleta, luego agregue la mantequilla y mezcle hasta que se vea como arena húmeda. Presione las migas en la base en una capa uniforme, luego congele.

2. Pon la manzana, el jugo de limón y 1 cucharada de agua en una olla grande. Deje hervir a fuego lento, luego cubra y cocine por 3 minutos o hasta que esté totalmente suave. Pase esta mezcla pulposa a través de un colador a un tazón grande. Dejar enfriar. Triture las moras con un tenedor, luego tamice en otro tazón; una espátula de goma es mejor para exprimir hasta el último trozo de fruta de las semillas.

3. Mezcle la leche condensada, 500 g de yogur y 300 ml de crema hasta que se mezclen uniformemente. Vierta 450 g de esto en el puré de manzana, agregue 1/4 de cucharadita de canela, luego bata con un batidor de globo hasta que espese un poco. Vierta sobre la capa de galletas, nivele, luego congele durante 30 minutos o hasta que esté firme. Enfríe la mezcla de yogur restante en el refrigerador.

17 Tarta de setas, ricotta y rúcula

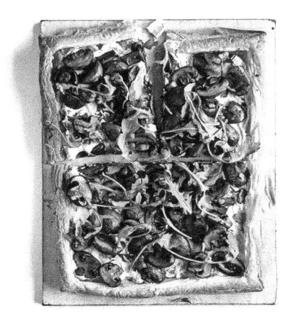

Ingredientes

- ❖ 1 hoja de hojaldre ya enrollado

- ❖ 2 cucharadas de aceite de oliva

- ❖ Paquete familiar de 525 g de champiñones, cortados a la mitad o en cuartos si son grandes

- ❖ 2 dientes de ajo, 1 en rodajas finas, 1 triturado

- ❖ Tarrina de 250g de ricotta

- ❖ buena ralladura de nuez moscada

- ❖ ¼ paquete pequeño de perejil, solo hojas, picado

- ❖ Cohete 50g

PASOS

1. Caliente el horno a 220C / 200C ventilador / gas 7 y coloque una bandeja para hornear adentro. Desenrolle la masa sobre un trozo de papel de hornear y marque un borde alrededor de la masa a aproximadamente 1,5 cm del borde. Coloque la masa (aún en el pergamino) en la bandeja para hornear y cocine durante 10-15 minutos.

2. Mientras se hornea la masa, caliente el aceite en una sartén grande con tapa y cocine los champiñones durante 2-3 minutos, con la tapa puesta, revolviendo ocasionalmente. Retire la tapa y agregue el ajo en rodajas, luego cocine por 1 min más para eliminar el exceso de líquido.

3. Mezcle el ajo machacado con la ricota y la nuez moscada, luego sazone bien. Retire la masa del horno y empuje con cuidado hacia abajo el centro levantado. Extienda sobre la mezcla de ricotta, luego vierta los champiñones y el ajo. Hornee por 5 minutos, luego esparza sobre el perejil y la rúcula.

4. Batir alrededor de 3 cucharadas del puré de moras con el resto de la mezcla de yogur hasta que tenga un color rosa pálido. Vierta un tercio de esto sobre la capa de manzana, luego congele hasta que esté firme. Repita dos veces, agregando suficiente fruta

   a la mezcla de yogur para que cada capa sea de un rosa ligeramente más oscuro que la anterior. Congele durante la noche o hasta que esté totalmente sólido. Se puede preparar con 1 mes de anticipación, bien envuelto en el congelador.

5. Cuando esté listo para servir, descongele el puré de moras restante, si está congelado. Hierva a fuego lento el puré, 1/4 de cucharadita de canela y 1

cucharada de azúcar. Agregue la mezcla de arrurruz hasta que esté ligeramente espesa y brillante. (El arrurruz no se congela bien, así que no se congele después de este punto). Enfriar.

6. Saca el bizcocho del congelador 30 minutos antes de servir. Retirar de la lata después de 5 minutos, pelar el papel y transferir a un plato. Batir los 300 ml restantes de nata, 250 g de yogur y 3 cucharadas de azúcar hasta que estén suaves pero no rígidos. Vierta encima del pastel en picos y espolvoree con algunas bayas más. Agregue un chorrito de salsa justo antes de servir y pase el resto en una jarra.

18.Tortitas de pescado de armario sin gluten

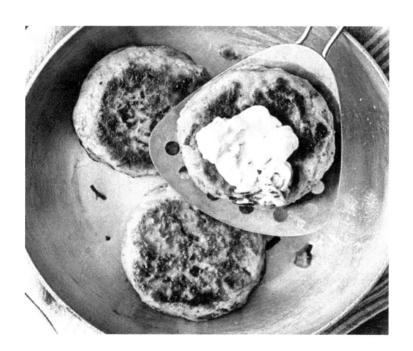

Ingredientes

❖ 2 papas grandes (aproximadamente 550 g / 1 lb 4 oz), cortadas en trozos pequeños

❖ 2 latas de 120g de atún en agua de manantial, escurridas

❖ 1 limón, 0.5 en jugo, 0.5 cortado en gajos

❖ 0,5 paquetes pequeños de cebolletas, cortadas en tiras

❖ 1 huevo batido

❖ 4 cebolletas picadas

❖ 4 cucharadas de mayonesa sin gluten

❖ 2 cucharadas de harina sin gluten, para espolvorear

❖ 2 cucharadas de aceite de oliva

❖ hojas mixtas, para servir

PASOS

1. Poner las patatas en una cacerola, cubrir con agua fría con sal y llevar a ebullición. Una vez que hierva, reduzca a fuego lento y cocine durante unos 8

minutos hasta que estén tiernas. Escurrir y dejar secar al vapor durante 2 min.

2. Tritura las patatas en un tazón grande. Agrega el atún y combina, partiéndolo con un tenedor, luego agrega el jugo de limón y el cebollino. Sazona bien, agrega el huevo y usa tus manos para unir todo. Dividir la mezcla en 6 y darles forma de pastelitos de pescado. Deje enfriar durante 10 minutos para que se reafirme.

3. Mientras tanto, mezcle las cebolletas con la mayonesa y enfríe hasta que esté listo para servir. Para cocinar los pasteles de pescado, caliente la mitad del aceite en una sartén antiadherente grande y espolvoree ligeramente los pasteles de pescado con harina. Cocine la mitad durante 3-4 minutos por cada lado hasta que estén dorados y calientes, luego repita con el resto de los pasteles de pescado.

4. Sirve con la mayonesa, una rodajita de limón y unas hojas mixtas.

19 Tarta de polenta de achicoria, salchicha y aceitunas negras

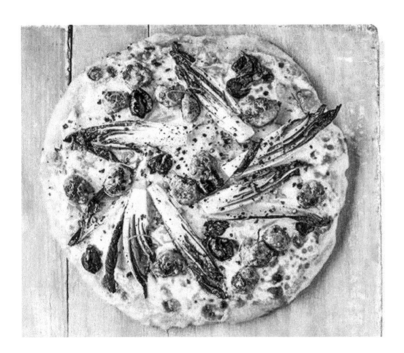

Ingredientes

- ❖ 1 naranja, rallada y exprimida

- ❖ 2 cucharaditas de miel

- ❖ 2-3 cabezas de achicoria roja, cortadas a la mitad

- ❖ aceite de oliva o aceite de colza

- ❖ 1 cubito de caldo de pollo o verduras

- ❖ 200g de polenta de cocción rápida

- ❖ 200 g de queso taleggio, cortado en rodajas finas y partido en trozos más pequeños

- ❖ 4 salchichas italianas de buena calidad

- ❖ puñado de aceitunas negras, deshuesadas y cortadas por la mitad o aplastadas

- ❖ buena pizca de hojuelas de chile

PASOS

1. Ponga el jugo de naranja y la miel en una sartén grande y burbujee hasta que quede un glaseado pegajoso. Agregue la achicoria y cocine por 2 minutos, volteando una vez en el glaseado hasta que

comience a ablandarse, luego deje enfriar en la sartén. Una vez enfriado, vuelve a cortar cada trozo de achicoria por la mitad. Calentar el horno a 200C / 180C ventilador / gas 6 y hervir el hervidor. Cubra una bandeja para hornear grande con pergamino y engrase ligeramente.

2. Desmenuza el cubo de caldo en una cacerola grande y agrega 1 litro de agua caliente de la tetera. Vuelva a hervir el agua, luego vierta rápidamente la polenta y cocine durante 5 minutos, batiendo todo el tiempo. Una vez cocido quedará muy espeso. Incline la polenta sobre la bandeja para hornear y extiéndala para hacer la base de la tarta; debe tener unos 2-3 cm de grosor.

3. Cubra con el queso, coloque los trozos de achicoria encima en un abanico, luego desmenuce pequeños trozos de salchicha a su alrededor, desechando la piel. Agrega las aceitunas, la guindilla, la ralladura de naranja, un buen chorrito de aceite de oliva y un poco de condimento. Hornee durante 20 minutos, luego encienda la parrilla durante unos minutos finales hasta que las salchichas se doren y la polenta comience a crujir. Deje reposar unos minutos, luego sirva caliente.

20.Barras de tarta de queso tropicales

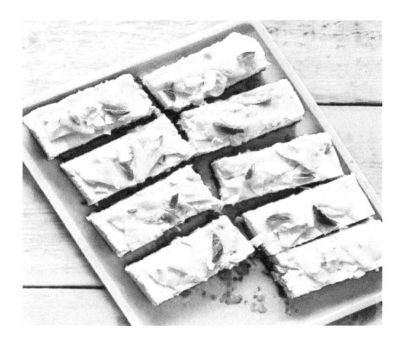

Ingredientes

- ❖ 200 g de galletas de jengibre
- ❖ 200g de galletas digestivas
- ❖ 200 g de mantequilla derretida
- ❖ 3 x 280 g de queso crema
- ❖ 200 g de azúcar en polvo
- ❖ 50 g de harina común
- ❖ ralladura de 1 limón
- ❖ 3 huevos grandes, batidos
- ❖ 200ml de crema doble
- ❖ 100 g de mango fresco, picado en cubos pequeños

Adición

- ❖ 4 frutas de la pasión
- ❖ 3 cucharadas de cuajada de limón

Para decorar

- ❖ 50g de rodajas de mango y piña

❖ hojas de menta

PASOS

1. Caliente el horno a 200C / 180C ventilador / gas 6. Cubra la base y los lados de un molde rectangular de 20 x 30 cm con papel para hornear. Coloque las galletas en una bolsa de comida grande y golpéelas con algo pesado como un rodillo, o bien póngalas en un procesador de alimentos. Coloque las migas de galleta en un tazón grande y vierta sobre la mantequilla derretida, revuelva bien para combinar y luego vierta en la lata preparada. Presione bien la mezcla con el dorso de una cuchara para formar una capa comprimida. Hornee en el horno precalentado durante 10 minutos. Sáquelo del horno para que se enfríe y baje el horno a 120C / 100C ventilador / gas ½.

2. En otro tazón grande, mezcle los ingredientes restantes del pastel de queso hasta que quede suave, puede hacerlo con batidores eléctricos o con un batidor de globo. Vierta sobre la base de la galleta y luego esparza sobre los trozos de mango aquí y allá, empujando algunos de ellos en la tarta

de queso y dejando que otros se sienten orgullosos en la superficie. Hornee durante 1 hora, luego mantenga abierta la puerta del horno y deje enfriar durante 30 minutos más. Una vez fría, enfríe toda la tarta de queso en la nevera durante la noche.

3. Cuando esté listo para servir, empuje la pulpa del maracuyá a través de un colador para deshacerse de las semillas y luego mezcle la pulpa resultante con la cuajada de limón. Rocíe la mezcla sobre la tarta de queso y decore con mango fresco, piña y hojas de menta.

21 Guiso de frijoles negros y carne - feijoada

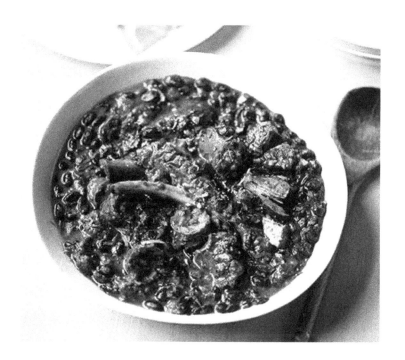

Ingredientes

- ❖ 250 g de frijoles negros secos, remojados durante la noche y luego escurridos

- ❖ 100 g de tocino ahumado rayado, cortado en rodajas

- ❖ 500g de costilla de cerdo

- ❖ 3 salchichas para cocinar con chorizo

- ❖ 500 g de paleta de cerdo, cortada en cubos de 5 cm

- ❖ 3 cebollas picadas

- ❖ 4 dientes de ajo finamente picados

- ❖ pizca de hojuelas de chile

- ❖ aceite de oliva, para cocinar

- ❖ 2 hojas de laurel

- ❖ 2 cucharadas de vinagre de vino blanco

Servir

- ❖ arroz al vapor, perejil o cilantro picado, salsa de pimiento picante y gajos de naranjas

PASOS

1. Caliente una cacerola grande de base pesada con tapa ajustada, agregue el tocino y fríalo hasta que esté crujiente. Retirar y mantener el aceite en la sartén. En tandas dorar las costillas, las salchichas y la paleta de cerdo. Sazone cada lote con sal y pimienta.

2. Retirar la carne y reservar. Agrega la cebolla, el ajo y la guindilla a la sartén. Vierta un poco de aceite de oliva si necesita más. Sazone con sal y pimienta y fría durante 8 minutos o hasta que esté suave.

3. Agregue la carne, las hojas de laurel, el vinagre de vino blanco y los frijoles escurridos. Cubra con suficiente agua para cubrir, aproximadamente 650 ml. Llevar a ebullición y reducir el fuego a fuego lento. Tape y cocine por 2 horas, o hasta que los frijoles estén suaves y la carne tierna. Si hay demasiado líquido en la olla, quite la tapa en la

última hora. También puede usar una olla de cocción lenta en el método corto (4 horas) o hacer una versión rápida usando una olla a presión en lotes de 30 minutos cada uno. Otro método es cocinarlo en el horno durante 3-4 horas a 160C / 140C ventilador / gas 3.

4. Sirva con arroz, una pizca de perejil o cilantro, salsa

de pimiento picante y rodajas de naranja.

22 quiches de picnic

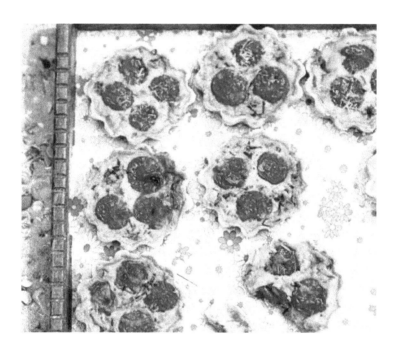

Ingredientes

Para la pastelería

180 g de harina común, más extra para espolvorear

100 g de mantequilla fría, cortada en cubitos

1 yema de huevo mediana

Para el llenado

- ❖ Paquete de 400g de tomates cherry en rama

- ❖ aceite de oliva, para rociar

- ❖ Paquete de 90 g de lonchas de panceta fina

- ❖ 100g de parmesano rallado

- ❖ 3 huevos, más 5 yemas de huevo (reservar un poco de clara de huevo para cepillar)

- ❖ 250ml de crema doble

- ❖ ½ paquete pequeño de albahaca, finamente picada

- ❖ También necesitarás

- ❖ 10 latas de tartaleta (de unos 7,5 cm de diámetro cada una)

PASOS

1. Calentar el horno a 200C / 180C ventilador / gas 6. Poner los tomates en una fuente para asar, rociar con un poco de aceite de oliva y sazonar. Ase durante 25-30 minutos hasta que comiencen a encogerse y oscurecerse, luego retirar y dejar enfriar.

2. Fríe la panceta en seco hasta que esté crujiente y dorada. Reservar en un plato forrado con papel de cocina y dejar enfriar.

3. Mientras tanto, haz la masa. En un procesador de alimentos, tritura la harina y 1/2 cucharadita de sal unas cuantas veces. Agregue la mantequilla y mezcle durante unos 20 segundos hasta obtener una miga fina. Mientras el procesador está funcionando, agregue 2-3 cucharadas de agua helada y 1 yema de huevo. Mezcle hasta que se forme una masa, pero no procese demasiado. Retire la masa, presiónela hasta formar un bulto, envuélvala en film transparente y déjela enfriar durante al menos 30 minutos.

4. Una vez reposado, espolvorear ligeramente la superficie de trabajo con un poco de harina y extender la masa hasta formar una capa muy fina, del grosor de una hoja de lasaña. Cubra cada lata

de tartaleta con masa cortando un círculo alrededor de un plato o tazón que sea un poco más grande que las latas. Presione la masa en el borde estriado, deje que el exceso caiga sobre el borde superior y pase el rodillo sobre la parte superior de las latas para recortar la masa. Vuelva a enrollar los recortes de hojaldre hasta que haya forrado todas las latas, luego colóquelo en el refrigerador nuevamente durante 30 minutos o hasta que esté firme.

5. Caliente el horno a 200C / 180C ventilador / gas 6. Cubra las cajas de tarta con papel para hornear y frijoles para hornear, luego hornee por 10 minutos. Retire el papel y los frijoles y hornee por 5 minutos más hasta que se doren ligeramente. Tan pronto como los estuches salgan del horno, untarlos por todas partes con clara de huevo. Esto crea un sello para evitar que la masa se moje por el relleno y asegura una caja de masa más crujiente.

6. Esparcir la mitad del queso rallado y desmenuzar la panceta crujiente en cada tarta. Coloque los tomates asados y cubra con el queso restante.

7. En una jarra, bata los huevos restantes, la nata y un poco de pimienta negra. Agrega la albahaca y vuelve a batir para combinar. Coloca una bandeja para hornear en el horno para que se caliente, luego

coloca las quiches en la bandeja caliente que descansa sobre la parrilla del horno y vierte con cuidado la mezcla de huevo sobre el relleno hasta que las cajas estén llenas. Hornee por 20-25 minutos hasta que esté dorado e inflado. Deje enfriar, luego enfríe en el refrigerador hasta que esté listo para servir. Se puede recuperar con un día de anticipación.

23.Tarta de polenta crujiente con pesto, calabacín y gruyère

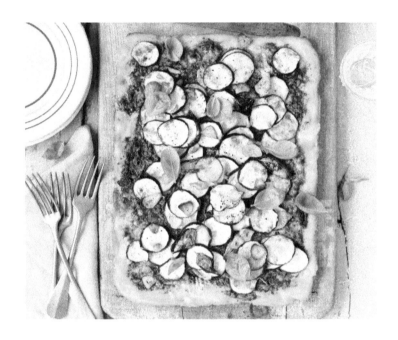

Ingredientes

Para la corteza de polenta

- ❖ 500 ml de caldo de verduras caliente sin gluten

- ❖ 140g de polenta fina

- ❖ 50g de gruyère, finamente rallado

- ❖ 1 huevo mediano, ligeramente batido

Para el aderezo

- ❖ 1 cucharada de aceite de oliva

- ❖ 3 cucharadas de pesto fresco (de un frasco también está bien)

- ❖ 3 calabacines pequeños, cortados en rodajas finas

- ❖ 4 dientes de ajo, finamente rebanados

- ❖ 0,5 paquete pequeño de albahaca, solo hojas

- ❖ 25g de gruyere, finamente rallado

PASOS

1. Primero, haz la corteza de polenta. Lleve el caldo de verduras a fuego lento en una cacerola mediana y, trabajando rápidamente, vierta la polenta en la sartén. Mantenga su sartén a fuego lento y, con una cuchara de madera, revuelva constantemente, batiendo los grumos que se formen. Continúe revolviendo durante 5-6 minutos hasta que la polenta esté muy espesa.

2. Retirar la sartén del fuego, agregar el gruyere y remover hasta que el queso se derrita. Finalmente, revuelva con el huevo batido, sazone generosamente y deje enfriar un poco.

3. Unte ligeramente una bandeja para hornear con aceite. Incline la polenta hacia el centro y, con una espátula o dedos engrasados, extienda suavemente la polenta en forma de rectángulo aproximadamente del tamaño de una hoja de papel A4.

4. Caliente el horno a 200C / 180C ventilador / gas 6. Cubra la polenta con una fina capa de pesto, dejando un borde de 1-1,5 cm alrededor del borde de la tarta. Cubra el pesto con rodajas de calabacín, agregando intermitentemente el ajo en rodajas y la mayor parte de la albahaca.

Condimentar con pimienta negra molida y una buena pizca de gruyere.

5. Cocine en el estante medio del horno durante 45 minutos. Reducir la temperatura a 180C / 160C ventilador / gas 4 durante 15 minutos más. Retirar y dejar enfriar durante 5-10 minutos, esparcir sobre la albahaca restante y servir.

24 Trucha de caramelo vietnamita

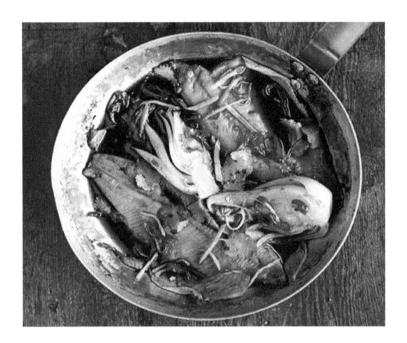

Ingredientes

- ❖ 50 g de azúcar en polvo dorada

- ❖ 1 cucharada de salsa de pescado tailandesa

- ❖ 1 guindilla roja finamente rebanada

- ❖ trozo grande de jengibre, finamente rebanado

- ❖ 2 filetes de trucha arcoíris

- ❖ 2 cabezas de bok choi, cortadas por la mitad

- ❖ jugo de ½ limón

- ❖ ramitas de cilantro

- ❖ arroz al vapor, para servir

PASOS

1. Ponga el azúcar en una cacerola grande y poco profunda, junto con un chorrito de agua. Calentar suavemente, haciendo girar la sartén, hasta que el azúcar se haya disuelto. Sube el fuego y burbujea el almíbar hasta que adquiera un color ámbar oscuro. Agregue la salsa de pescado, la mayor parte del chile y el jengibre, luego salpique con 1 cucharada de agua para diluir. Hervir nuevamente hasta que esté almibarado, luego agregar los filetes de pescado, con la piel hacia abajo, y el bok choi, con el lado cortado hacia abajo.

2. Cubra la sartén con una tapa y cocine a fuego lento durante 4-5 minutos hasta que el pescado esté cocido y el bok choi se haya marchitado. Apagar el fuego, exprimir sobre el limón y esparcir con la guindilla restante, el jengibre y las ramitas de cilantro. Sirve con arroz.

25. Tarta de verduras y queso feta a la parrilla

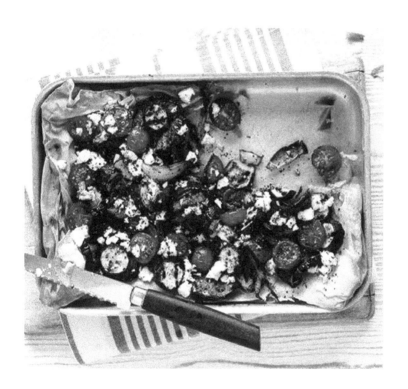

Ingredientes

- ❖ 2 cucharadas de aceite de oliva

- ❖ 1 berenjena en rodajas

- ❖ 2 calabacines en rodajas

- ❖ 2 cebollas rojas, cortadas en trozos gruesos ❖ 3 láminas grandes de masa filo

- ❖ 10-12 tomates cherry, cortados por la mitad

- ❖ llovizna de vinagre balsámico

- ❖ 85 g de queso feta, desmenuzado

- ❖ 1 cucharadita de orégano seco

- ❖ bolsa grande de hojas de ensalada mixtas y aderezo bajo en grasa, para servir

PASOS

1. Caliente el horno a 220C / 200C ventilador / gas 7. Ponga una bandeja para hornear de 33 x 23 cm en el horno para calentar. Cepille una sartén con aproximadamente 1 cucharadita de aceite y cocine las berenjenas hasta que estén bien carbonizadas,

luego retírelas. Repite con los calabacines y las cebollas, usando un poco más de aceite si es necesario.

2. Retirar la bandeja del horno y untar con un poco de aceite. Cepille una hoja grande de filo con aceite, cubra con otra hoja, agregue un poco más de aceite y repita con la hoja final. Transfiera la masa a la bandeja caliente, empujándola un poco hacia los bordes.

3. Coloque las verduras a la plancha encima y sazone. Agregue los tomates, con el lado cortado hacia arriba, luego rocíe el vinagre y el aceite restante. Triturar sobre el queso feta y espolvorear con orégano. Cocine durante unos 20 minutos hasta que esté crujiente y dorado. Sirva con las hojas de ensalada mixtas aderezadas.

26.Ravioli con alcachofas, puerro y limón

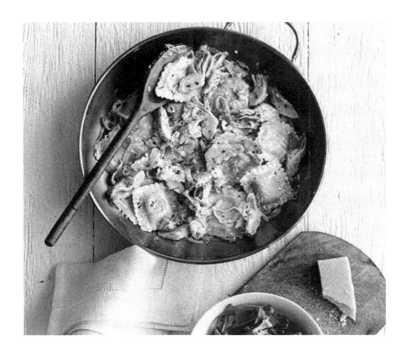

Ingredientes

❖ Tarro de 280 g de antipasto de alcachofas, escurrido y reservando 1 cucharada de aceite, alcachofas picadas en trozos grandes

❖ 1 puerro grande, finamente rebanado

❖ 1 diente de ajo machacado

❖ 3 cucharadas de queso crema

❖ ralladura y jugo 1 limón

❖ 250g de ravioles de espinacas y ricotta

❖ 2 puñados grandes de rúcula y parmesano rallado (o alternativa vegetariana) para servir (opcional)

PASOS

1. Caliente el aceite de las alcachofas en una cacerola grande, luego agregue el puerro y el ajo. Freír durante 5 min a fuego medio hasta que el puerro esté blando. Agregue las alcachofas, el queso crema y la ralladura de limón, luego caliente. Sazone al gusto y agregue un chorrito de jugo de limón.

2. Mientras tanto, cocine los ravioles siguiendo las instrucciones del paquete. Escurrir, agregar a la sartén con las alcachofas y el queso crema, y revolver. Sirva cubierto con la rúcula y una ralladura de parmesano, si lo desea.

27.Helado de coco, caramelo y nueces sin lácteos

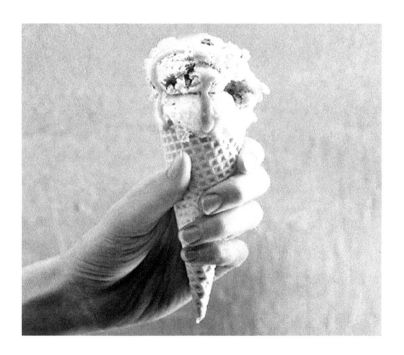

Ingredientes

❖ 2 latas de 400 ml de leche de coco entera

❖ 3 yemas de huevo

❖ 4 cucharadas de azúcar de coco o azúcar en polvo

❖ pizca de extracto de vainilla

❖ 50 g de nueces, tostadas y picadas

PASOS

1. Batir la leche de coco hasta que quede suave. Mida 600 ml en una cacerola y caliente hasta que esté humeando. Mientras tanto, bata las yemas de huevo con 3 cucharadas de azúcar y la vainilla. Vierta lentamente la leche caliente sobre las yemas, batiendo constantemente. Limpia la sartén, vierte la mezcla de coco y huevo, luego cocina a fuego medio, revolviendo durante 5-6 minutos hasta obtener una crema fina. Colar y dejar enfriar por completo, luego batir en una heladera.

2. Para hacer el caramelo, poner la leche de coco restante y el azúcar en una cacerola con una pizca de sal. Hervir durante 3 minutos hasta que tenga la

consistencia de una crema doble. Enfríe, luego agite

el caramelo y las nueces a través de la mezcla de helado, cubra la superficie con una película adhesiva y congele.

28 bollos de helado

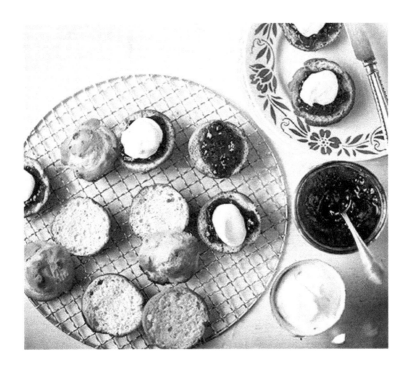

Ingredientes

- ❖ 1 pinta de helado de vainilla o fresa, derretido

- ❖ 175g de harina con levadura

- ❖ 2 cucharaditas de levadura en polvo

PASOS

1. Caliente el horno a 200C / 180C ventilador / gas 6. Mezcle todos los ingredientes con una pizca de sal marina (si se siente aventurero, puede agregar un puñado de pasas sultanas), luego vierta la masa en un molde para muffins con mantequilla para que cada el agujero está lleno en tres cuartos. Hornea por 20 minutos.

2. Dejar enfriar sobre una rejilla. Mientras aún esté caliente, parta en dos y agregue mermelada y crema batida.

29 Tarta blanca rusa

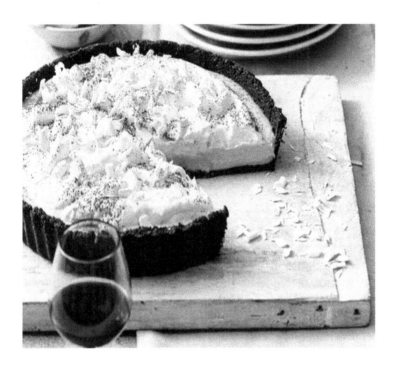

Ingredientes

Para la base

- ❖ 350 g de digestivos de chocolate amargo
- ❖ 60 g de mantequilla

Para el llenado

- ❖ 200 g de malvaviscos blancos
- ❖ 150 ml de leche entera
- ❖ 5 cucharadas de vodka
- ❖ 5 cucharadas de Kahlua
- ❖ 400ml crema doble

Para terminar

- ❖ unos cuadrados de chocolate amargo ❖ pizca de nuez moscada recién molida

PASOS

1. Ponga las galletas y la mantequilla en una licuadora y mezcle hasta obtener migas. Presiónelos en la base y por los lados de una lata de tarta estriada profunda de 23 cm, luego colóquelos en el

refrigerador para que se enfríen mientras hace el relleno.

2. Coloque los malvaviscos y la leche en una sartén y caliente suavemente mientras bate. Cuando esté a punto de hervir, retíralo del fuego pero sigue revolviendo. Una vez que los malvaviscos estén completamente disueltos, agregue el vodka y Kahlúa, luego déjelo enfriar por completo.

3. Batir la crema hasta que esté esponjosa, luego agregar la mezcla de malvavisco enfriada. Una vez combinado, apílelo todo en la base de la tarta y déjelo enfriar durante unas horas. Antes de servirlo, ralle un poco de chocolate amargo y un poco de nuez moscada por encima, luego trate de no comérselo todo antes de servir.

30 Base de mousse de merengue

Ingredientes

- ❖ 3 claras de huevo
- ❖ 25 g de azúcar en polvo

PASOS

1. Asegúrese de que el tazón de la batidora y el accesorio para batir estén limpios y sin grasa. Batir las claras de huevo hasta que formen picos rígidos, luego agregar un tercio del azúcar durante unos 30 segundos.

2. Agregue el azúcar restante en 2 lotes hasta que el merengue esté brillante. Úselo dentro de los 10 minutos posteriores a la preparación.

31- estofado de ternera picada y camote

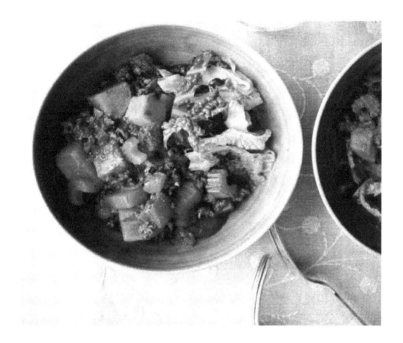

Ingredientes

- ❖ 1 cucharada de aceite de girasol

- ❖ 1 cebolla grande picada

- ❖ 1 zanahoria grande, picada

- ❖ 1 rama de apio, en rodajas

- ❖ 500g de carne magra picada

- ❖ 1 cucharada de puré de tomate

- ❖ 1 cucharada de salsa de tomate de champiñones

- ❖ 400g de tomate picado

- ❖ 450g de boniato, pelado y cortado en trozos grandes

- ❖ ramita de tomillo

- ❖ 1 hoja de laurel

- ❖ un puñado de perejil picado

- ❖ Col de Saboya, para servir

PASOS

1. Caliente el aceite en una sartén grande, agregue la cebolla, la zanahoria y el apio, y sude durante 10 minutos hasta que esté suave. Agregue la carne y cocine hasta que se dore por completo.

2. Agregue el puré de tomate y cocine por unos minutos, luego agregue el ketchup de champiñones, los tomates, las batatas, las hierbas y una lata llena de agua. Sazone bien y lleve a ebullición.

3. Cocine a fuego lento durante 40-45 minutos hasta que las batatas estén tiernas, revolviendo varias veces durante la cocción para asegurarse de que se cocinen de manera uniforme.

4. Una vez cocido, retire la hoja de laurel, revuelva con el perejil picado y sirva con repollo.

32 Olla de arroz con langostinos y chorizo al limón

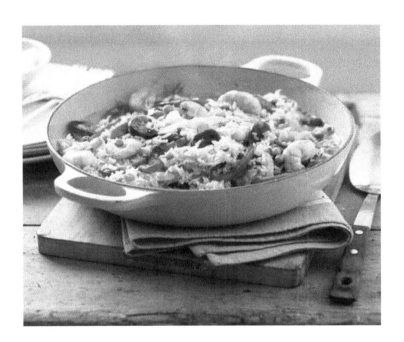

Ingredientes

- ❖ 1 cucharada de aceite de oliva

- ❖ 1 cebolla en rodajas

- ❖ 2 pimientos rojos pequeños, sin semillas y en rodajas

- ❖ 50 g de chorizo, en rodajas finas

- ❖ 2 dientes de ajo machacados

- ❖ 1 guindilla roja (sin semillas si no te gusta demasiado picante)

- ❖ $\frac{1}{2}$ cucharadita de cúrcuma

- ❖ 250 g de arroz de grano largo

- ❖ 200 g de gambas crudas peladas, descongeladas si están congeladas

- ❖ 100 g de guisantes congelados

- ❖ ralladura y jugo de 1 limón, más gajos adicionales para servir

PASOS

1. Hervir la tetera. Calentar el aceite en una sartén poco profunda con tapa, agregar la cebolla, los pimientos, el chorizo, el ajo y la guindilla, luego sofreír a fuego fuerte durante 3 min. Agregue la cúrcuma y el arroz, revolviendo para asegurarse de que el arroz esté cubierto. Vierta 500 ml de agua hirviendo, cubra y cocine durante 12 minutos.

2. Destape, luego revuelva - el arroz debe estar casi tierno. Agregue las gambas y los guisantes, con un chorrito de agua si el arroz se ve seco, luego cocine por 1 min más hasta que las gambas estén rosadas y el arroz tierno. Agregue la ralladura de limón y el jugo con el condimento y sirva con rodajas de limón adicionales   a   un   lado.

33 Panqueques de papa y cebolleta para el desayuno

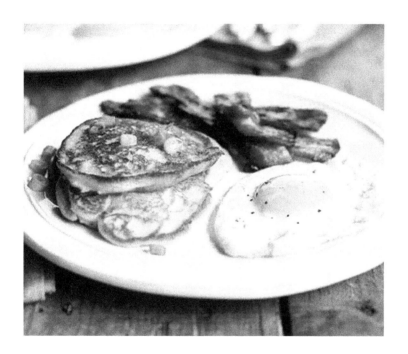

Ingredientes

❖ 140 g de patatas harinosas (pesadas después de pelarlas), cortadas en trozos grandes

❖ 50 g de harina con levadura

❖ ½ cucharadita de bicarbonato de sodio

❖ 3 huevos grandes

❖ 5 cucharadas de leche

❖ 3 cebolletas, finamente picadas

❖ 2 cucharaditas de aceite de girasol, más extra si es necesario

❖ nuez de mantequilla

❖ 6 lonchas de tocino (ahumado o no ahumado)

PASOS

1. Ponga las patatas en una olla grande con agua con sal y hierva hasta que estén tiernas. Escurrir bien, volcar de nuevo a la sartén, agitar durante 1 min a fuego suave para que se sequen, luego triturar y dejar enfriar.

2. Poner el puré enfriado en un bol con la harina y el bicarbonato. Batir 1 huevo con la leche, sazonar, volcar en el tazón y batir hasta que quede suave. Agregue las cebolletas y reserve un poco para servir.

3. En una sartén antiadherente, caliente la mitad del aceite y la mantequilla hasta que chisporrotee, luego agregue la mitad de la masa para panqueques para hacer 3 panqueques. Cocine durante 1 minuto más o menos de cada lado hasta que se doren y se asienten por debajo, luego voltee y cocine el otro lado. Manténgase caliente en el horno mientras prepara 3 panqueques más.

4. Limpiar la sartén, agregar el tocino y chisporrotear hasta que esté casi crujiente. Empuje hacia un lado y rompa los 2 huevos restantes, con un chorrito de aceite si es necesario. Freír a su gusto, luego servir con los panqueques y el tocino, espolvoreados con las cebolletas restantes.

34 hornear pasta de pollo

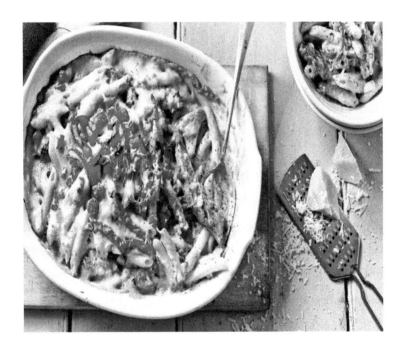

Ingredientes

- ❖ 4 cucharadas de aceite de oliva

- ❖ 1 cebolla finamente picada

- ❖ 2 dientes de ajo machacados

- ❖ $\frac{1}{4}$ de cucharadita de hojuelas de chile

- ❖ 2 latas de 400g de tomates picados

- ❖ 1 cucharadita de azúcar en polvo

- ❖ 6 cucharadas de mascarpone

- ❖ 4 pechugas de pollo sin piel, cortadas en tiras

- ❖ 300g de penne

- ❖ 70 g de queso cheddar maduro, rallado

- ❖ 50g de mozzarella rallada

- ❖ $\frac{1}{2}$ manojo pequeño de perejil, finamente picado

PASOS

1. Calentar 2 cucharadas de aceite en una sartén a fuego medio y sofreír la cebolla a fuego lento durante 10-12 minutos. Agrega el ajo y las hojuelas de chile y cocina por 1 min. Agregue los tomates y el azúcar y sazone al gusto. Cocine a fuego lento sin tapar durante 20 minutos o hasta que espese, luego revuelva con el mascarpone.

2. Calentar 1 cucharada de aceite en una sartén antiadherente. Sazone el pollo y fríalo durante 5-7 minutos o hasta que esté bien cocido.

3. Caliente el horno a 220C / 200C ventilador / gas 7. Cocine el bolígrafo siguiendo las instrucciones del paquete. Escurrir y mezclar con el aceite restante. Coloca la pasta en una fuente refractaria de tamaño mediano. Agrega el pollo y vierte sobre la salsa. Cubra con queso cheddar, mozzarella y perejil. Hornee por 20 minutos o hasta que esté dorado y burbujeante.

35.Tarta de queso con huevo de Pascua de doble chocolate

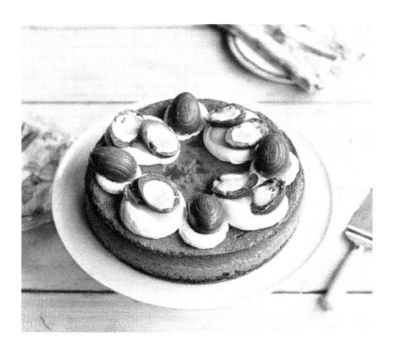

Ingredientes

Para la base

- ❖ 250 g de galletas de bourbon de chocolate
- ❖ 100 g de mantequilla derretida y un poco más para engrasar

Para el llenado

- ❖ 3 paquetes de 280 g de queso crema con toda la grasa a temperatura ambiente (usamos Filadelfia)
- ❖ 200 g de azúcar en polvo dorada
- ❖ 4 cucharadas de cacao en polvo
- ❖ 1 vaina de vainilla, solo semillas
- ❖ 3 cucharadas de café negro fuerte
- ❖ 3 huevos grandes
- ❖ 300 ml de crema agria
- ❖ 25 g de chocolate con leche derretido

Para la decoracion

- ❖ 200ml de crema doble

- ❖ 100 g de cuajada de maracuyá

- ❖ 8 huevos con crema (4 a la mitad, 4 enteros)

PASOS

1. Caliente el horno a 180C / 160C ventilador / gas 4. Cubra la base de un molde desmontable de 23 cm con papel para hornear. Coloque las galletas de bourbon en un procesador de alimentos y mezcle hasta que se reduzcan a migajas finas. Mezcle la mantequilla derretida y las migas de galleta, luego presione firmemente sobre la base de la lata con el dorso de una cuchara. Hornee en el horno durante 10 minutos y luego deje enfriar mientras realiza el relleno.

2. Suba la temperatura del horno a 240C / 220C ventilador / gas 9. En un tazón grande bata el queso crema y el azúcar con un batidor eléctrico hasta que esté cremoso, luego agregue el cacao, la vainilla, el café, los huevos, la crema agria y el chocolate derretido y bata de nuevo hasta que quede suave.

3. Cepille los lados de un molde para pastel con un poco más de mantequilla derretida, luego vierta la mezcla de tarta de queso y alise la parte superior con una espátula. Hornee durante 10 minutos, luego baje el fuego a 110C / 90C ventilador / gas 1/4

durante 2530 minutos. Cuando esté listo, el relleno debe estar listo, pero con un pequeño bamboleo en el medio. Apague el horno, pero deje la puerta del horno abierta y deje que se enfríe allí durante 2 horas.

Refrigere hasta que esté listo para servir.

4. Para decorar la tarta de queso, retírala con cuidado de la lata y retira el papel de revestimiento de la base. Batir ligeramente la crema doble y colocar o colocar 4 cucharadas grandes sobre el pastel de queso en un anillo con 4 cucharadas más pequeñas en el medio. Cubra cada montículo de crema con una mancha más pequeña de cuajada de maracuyá y luego cubra con las mitades de huevo crema y luego coloque las enteras en el medio. Servir inmediatamente.

36 Espaguetis con salsa verde secreta

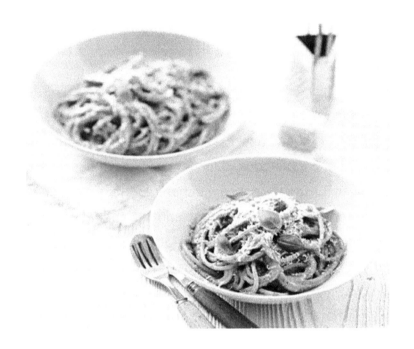

Ingredientes

- ❖ 400g de espaguetis

- ❖ Bolsa de 100g de espinacas tiernas

- ❖ 140 g de guisantes congelados

- ❖ manojo pequeño de albahaca, hojas recogidas, algunas reservadas para servir

- ❖ 3 cucharadas de pesto verde

- ❖ Bote de 150ml de nata

- ❖ 50 g de parmesano (o una alternativa vegetariana), rallado, más un poco más para servir

PASOS

1. Cocina los espaguetis siguiendo las instrucciones del paquete. Mientras tanto, hervir la tetera, poner las espinacas y los guisantes en un bol y cubrir con agua hirviendo. Dejar unos 3 minutos hasta que los guisantes estén tiernos, luego escurrir bien. Vierta las verduras en un procesador de alimentos o licuadora, agregue la albahaca, el pesto, la crema y el parmesano, y mezcle para obtener una salsa suave.

2. Escurrimos la pasta, reservando un poco del agua de cocción y volvemos a poner en la sartén. Vierta sobre la salsa y regrese a fuego lento para cocinar por unos minutos, hasta que la salsa se adhiera a los espaguetis. Agregue un poco de agua para la pasta si se ve demasiado seca, sazone al gusto y sírvala con parmesano extra y espolvoreada con hojas de albahaca, si lo desea.

37 chocolate caliente con choc-naranja

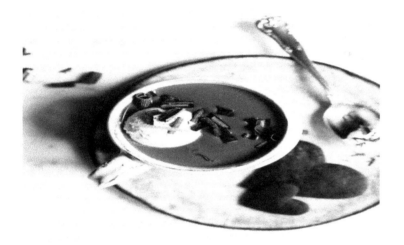

Ingredientes

- ❖ 150 ml de leche

- ❖ 50ml de crema doble

- ❖ ralladura de 0,5 naranja

- ❖ 50 g de chocolate negro picado

- ❖ 25ml de licor de naranja

PASOS

1. Calentar la leche, la nata y la ralladura de naranja en una cacerola hasta que hierva a fuego lento, luego retirar del fuego y verter a través de un colador en una jarra para quitar la ralladura de naranja. Vierta la mezcla de leche infundida nuevamente en la sartén y agregue el chocolate, revolviendo hasta que el chocolate se derrita y esté realmente suave.

2. Vuelva a poner la sartén al fuego para que se caliente y luego agregue el licor de naranja. Vierta en una taza y sirva.

38.Halloumi con tabule de brócoli y aderezo de miel y harissa

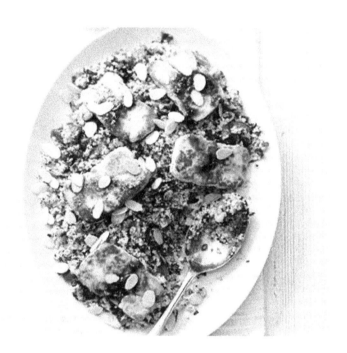

Ingredientes

- ❖ 140 g de cuscús

- ❖ 300 g de floretes de brócoli

- ❖ 6 cebolletas, finamente rebanadas

- ❖ 150 g de tomate cherry, en cuartos

- ❖ perejil grande, finamente picado

- ❖ manojo pequeño de menta, finamente picado

- ❖ jugo de 2 limones, ralladura de ½ limón

- ❖ 2 ½ cucharadas de aceite de oliva extra virgen

- ❖ 1 ½ cucharada de harissa

- ❖ 1 cucharada de miel clara

- ❖ 2 paquetes de 250 g de queso halloumi, cortado en rodajas de 1 cm de grosor

- ❖ 25g de almendra en copos tostada

PASOS

1. Pon el cuscús en un bol y cúbrelo con agua hirviendo. Cubrir con film transparente y dejar reposar durante 5 minutos.

2. Escaldar el brócoli durante 2 minutos y escurrir bien. Córtalo en trozos pequeños o bátelo en un procesador de alimentos.

3. Coloca el brócoli, las cebolletas, los tomates, las hierbas, la ralladura de limón, el jugo de $1\frac{1}{2}$ limones y 2 cucharadas de aceite en el cuscús. Sazone y mezcle bien.

4. Para hacer el aderezo, combine la harissa, la miel, el jugo de limón restante y el aceite, y un poco de condimento.

5. Caliente una sartén antiadherente y cocine el halloumi durante 1-2 minutos por cada lado hasta que esté dorado. Divida el cuscús entre los platos, cubra con las rodajas de halloumi y el aderezo, luego esparza sobre las almendras.

6.

39 Pilaf de calabaza

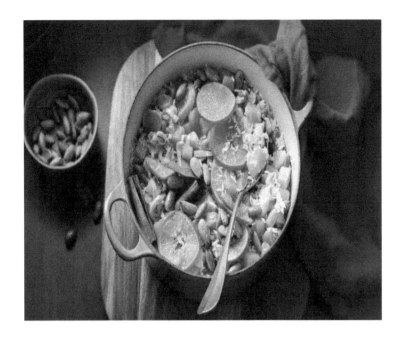

Ingredientes

- ❖ 1 cucharada de aceite vegetal

- ❖ 1 cebolla picada

- ❖ 1 cucharada de mezcla de especias tagine (usamos Bart Baharat)

- ❖ Paquete de 350g de calabaza butternut cortada en cubitos

- ❖ 225 g de arroz basmati

- ❖ Raíz de jengibre de 2,5 cm / 1 pulgada, pelado y rallado finamente

- ❖ 1 diente de ajo machacado

- ❖ 100 g de mezcla de frutas y nueces

- ❖ 600ml de caldo de verduras

- ❖ 1 cucharada de cebollas crujientes listas para usar

- ❖ perejil picado, para servir (opcional)

PASOS

1. Coloca una sartén grande a fuego medio. Agregue el aceite y la cebolla y cocine a fuego lento hasta que

   se ablanden, alrededor de 5 minutos. Agregue la mezcla de especias, la calabaza y el arroz, y fría hasta que todo esté chisporroteando y cubierto con las especias. Agrega el jengibre y el ajo, fríe por 30 segundos más, luego esparce la mezcla de frutas y nueces. Agrega el caldo y tapa la sartén. Manténgase tapado pero revuelva regularmente, cada 5 minutos aproximadamente, durante 20 minutos.

2. Una vez que el arroz esté tierno y el caldo se haya absorbido, sírvalo de inmediato en una fuente grande cubierta con cebollas fritas crujientes y perejil picado, si lo desea.

40 horneado de ñoquis con queso y mozzarella

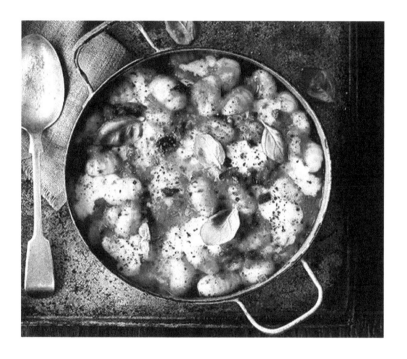

Ingredientes

- ❖ 1 cucharada de aceite de oliva

- ❖ 1 cebolla finamente picada

- ❖ 2 dientes de ajo machacados

- ❖ 120g de chorizo, cortado en cubitos

- ❖ 2 latas de 400g de tomates picados

- ❖ 1 cucharadita de azúcar en polvo

- ❖ 600 g de ñoquis frescos

- ❖ 125 g de bola de mozzarella, cortada en trozos

- ❖ pequeño manojo de albahaca, desgarrado

- ❖ ensalada verde, para servir

PASOS

1. Calentar el aceite en una sartén mediana a fuego medio. Freír la cebolla y el ajo durante 8-10 minutos hasta que estén suaves. Agrega el chorizo y sofríe por 5 min más. Agregue los tomates y el azúcar y sazone. Deje hervir a fuego lento, luego agregue los ñoquis y cocine durante 8 minutos, revolviendo con frecuencia, hasta que estén suaves. Caliente la parrilla a fuego alto.

2. Revuelva $\frac{3}{4}$ de la mozzarella y la mayor parte de la albahaca a través de los ñoquis. Divida la mezcla entre seis moldes para horno o póngala en una fuente para hornear. Cubra con la mozzarella restante, luego cocine a la parrilla durante 3 minutos o hasta que el queso se derrita y se dore. Condimentar, esparcir sobre la albahaca restante y servir con ensalada verde.

41.Pastel de Simnel simple

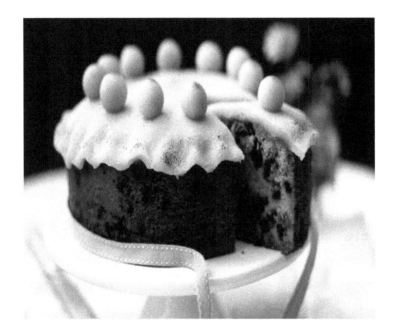

Ingredientes

- ❖ 2 naranjas, ralladura y jugo
- ❖ 2 cucharadas de Cointreau
- ❖ 350 g de frutos secos mixtos
- ❖ 100 g de cereza glaseada entera
- ❖ Paquete de 250g de mazapán
- ❖ 200 g de mantequilla blanda, cortada en cubitos
- ❖ 200 g de azúcar en polvo dorada
- ❖ 350 g de harina con levadura
- ❖ 4 huevos grandes
- ❖ 2 cucharadas de leche
- ❖ Para las almendras caramelizadas
- ❖ 50g de almendra blanqueada
- ❖ 100 g de azúcar en polvo

Para el azúcar glas

- ❖ 125 g de azúcar glas

- ❖ ralladura de 1 naranja

- ❖ 1-1.5 cucharadas de jugo de naranja

PASOS

1. Caliente el horno a 160C / ventilador 140C / gas 3. Vierta la ralladura y el jugo en un bol. Agrega el Cointreau, la mezcla de frutas y cerezas. Mientras tanto, engrase y forre la base y los lados de un molde para pan de 2 kg con papel de hornear. Forma el mazapán en una salchicha del largo de la lata, luego extiéndelo a lo ancho con un rodillo.

2. Ponga la mantequilla, el azúcar, la harina y los huevos y la leche en un bol y bata con un batidor de mano eléctrico hasta que quede suave. Agregue la mezcla de frutas y sus jugos. Vierta la mitad de la mezcla en el molde para pan, luego cubra con la capa de mazapán. Cubra con el resto de la mezcla de pastel y alise la parte superior. Hornee durante 1 hora y 50 minutos hasta que esté subido y firme al tacto. (Tenga cuidado si está revisando pinchando con una brocheta, ya que puede pinchar el mazapán y pensar que el bizcocho aún no está cocido). Dejar enfriar en un molde, pelar el papel una vez frío. Se mantendrá envuelto en papel de aluminio durante 2 semanas.

3. Para hacer las almendras acarameladas, vierta las almendras en una sartén y caliente, girando la sartén para que se tuesten. Incline de la sartén, luego agregue el azúcar a la sartén y caliente hasta que el azúcar se convierta en un caramelo líquido; tenga cuidado de no calentarlo demasiado rápido o se quemará. Agregue las almendras, luego vierta en una bandeja para hornear engrasada para que se asiente.

   Se mantendrá en un lugar fresco durante 2 días.

4. Decora el bizcocho el día que lo comas, ya que el caramelo se disolverá al contacto con el bizcocho. Mezclar el azúcar glas con la ralladura de naranja y el jugo hasta que quede suave, luego verter sobre el bizcocho. La mezcla está bastante húmeda y goteará por los lados. Picar el caramelo de almendras, esparcir sobre el glaseado y dejar hasta que   cuaje.

42 Tarta de queso con chocolate y naranja

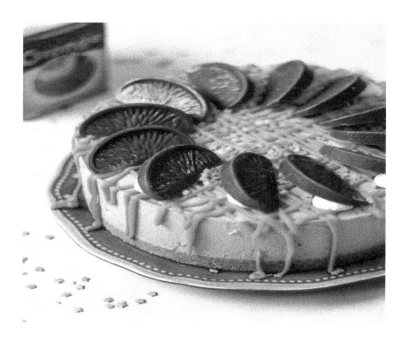

Ingredientes

- ❖ 200 g de galletas digestivas de chocolate negro, partidas en trozos

- ❖ 75 g de mantequilla derretida, más extra para engrasar

Para el llenado

- ❖ 4 huevos grandes

- ❖ 2 yemas de huevo grandes

- ❖ 2 botes de 280 g de queso crema con toda la grasa

- ❖ Crema doble en tina 150ml

- ❖ 140 g de azúcar en polvo dorada

- ❖ ralladura fina 1,5 naranjas

- ❖ 4 cucharadas de licor de naranja, como Cointreau

- ❖ Para el aderezo

- ❖ 50 g de chocolate con leche y naranja rallado

- ❖ 50g de chocolate con leche de almendras rallado

PASOS

1. Engrase y forre ligeramente un molde desmontable de 20 cm. Para hacer la base, coloque las galletas y la mantequilla en un procesador de alimentos, presione hasta obtener migas finas y luego vierta en la lata. Extienda uniformemente sobre la base y presione firmemente con el dorso de una cuchara. Ponga la lata en el congelador y déjela reposar durante 30 minutos.

2. Coloque un trozo grande de papel de aluminio (papel de aluminio extra ancho si es posible) sobre la superficie de trabajo o entrecruce dos trozos de papel de aluminio pequeño. Coloque el molde para pastel en el centro del papel de aluminio y levante los lados para crear un tazón de papel de aluminio alrededor del pastel de queso. Colocar en una fuente para asar de tamaño mediano.

3. Caliente el horno a 180C / 160C ventilador / gas 4. Para hacer el relleno, coloque los huevos y las yemas en un procesador de alimentos y mezcle hasta que estén bien combinados. Agregue el queso, la crema, el azúcar, la ralladura de naranja y el licor de naranja al procesador de alimentos y presione hasta que estén recién combinados. Vierta el relleno de tarta de queso suavemente sobre la base fría.

4. Agregue suficiente agua recién hervida a la fuente para asar para que suba aproximadamente 2 cm por los lados. Coloque con cuidado la fuente para asar en el centro del horno y hornee durante aproximadamente 1 hora y 15 minutos. La tarta de queso estará lista cuando esté ligeramente dorada y recién cuajada.

5. Sacar del horno y espolvorear con el chocolate rallado. Dejar enfriar al baño María durante 15 min. Levante el molde del agua y déjelo enfriar durante 1 hora más. Cubra con film transparente y enfríe la tarta de queso durante la noche antes de servir.

6. Para servir, pase un cuchillo de hoja redonda alrededor del pastel de queso y sáquelo con cuidado del molde. Con una espátula, deslice el pastel de queso en un plato para servir plano o en un soporte para pasteles y córtelo en gajos para servir.

43 Pastel de limón bizcocho

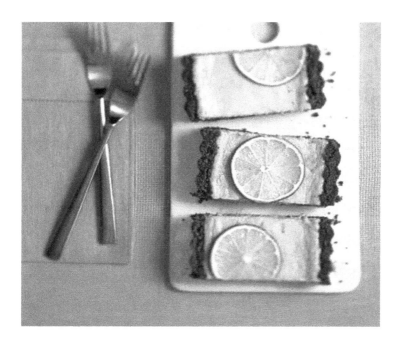

Ingredientes

- ❖ 300g de galleta de jengibre y nueces

- ❖ 100 g de mantequilla derretida

- ❖ 3 yemas de huevo

- ❖ 50 g de azúcar en polvo dorada

- ❖ ralladura y jugo de 4 lima, más rodajas finas de lima
  (opcional) para servir

- ❖ jugo de ralladura 1 limón

- ❖ 397g de leche condensada azucarada

PASOS

1. Caliente el horno a 180 ° C / ventilador 160 ° C / gas 4. Vierta las galletas en un procesador de alimentos y mezcle hasta obtener migas. Agregue la mantequilla y el pulso para combinar. Vierta la mezcla en una lata para tarta rectangular acanalada, de unos 10 x 34 cm (o una lata redonda de 20 cm) y presione en la base y hacia arriba por los lados hasta el borde. Hornee por 15 minutos hasta que esté crujiente.

2. Mientras se hornea la base, coloque las yemas de huevo, el azúcar y las ralladuras de lima y limón en un bol y bata con un batidor eléctrico hasta que duplique su volumen. Vierta la leche condensada, bata hasta que se combinen, luego agregue los jugos cítricos.

3. Vierta la mezcla en la tarta y hornee por 20 minutos hasta que cuaje con una ligera oscilación en el centro. Dejar reposar por completo, luego retirar del molde, enfriar y enfriar. Sirva en rodajas cubiertas con rodajas finas de lima, si lo desea.

44.Barras de nuez florentina

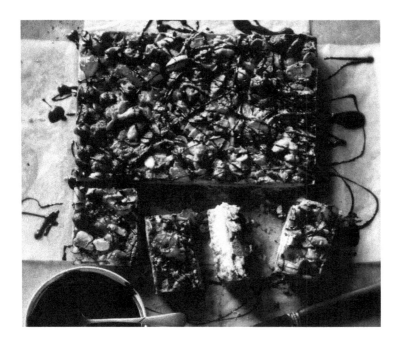

Ingredientes

❖ 225 g de mantequilla con sal, a temperatura ambiente

❖ 175 g de azúcar en polvo dorada

❖ ¼ de cucharadita de extracto de almendras

❖ 200 g de harina común, más 1 cucharada extra

❖ 100 g de arroz molido

❖ 75ml de crema doble

❖ 50g de almendras en copos tostadas

❖ 25g de almendras enteras blanqueadas

❖ 25 g de nueces, picadas

❖ 25g de nueces

❖ 25g de avellanas blanqueadas, cortadas por la mitad

❖ 50 g de cerezas glaseadas, en rodajas

❖ 25 g de cerezas secas

❖ 50 g de chocolate negro derretido

PASOS

1. Empiece por la base. Forrar una lata cuadrada de 20 cm con papel de hornear. Ponga 200 g de mantequilla y 100 g de azúcar en un procesador de alimentos y mezcle hasta que quede suave. Agrega el extracto de almendras, la harina y el arroz molido, y pulsa hasta que la mezcla se una. Presiona la mezcla en la base de tu lata, alisando la superficie tanto como sea posible. Enfríe durante al menos 30 minutos o hasta 2 días.

2. Caliente el horno a 180C / 160C ventilador / gas 4. Quite la película adhesiva, pinche la base varias veces con las puntas de un tenedor. Hornee por 25 minutos.

3. Mientras tanto, ponga los 25 g de mantequilla restantes, 75 g de azúcar y 1 cucharada de harina en una cacerola pequeña. Calentar suavemente, revolviendo, hasta que la mantequilla y el azúcar se hayan derretido. Agregue la crema hasta que quede suave, luego las nueces, el glaseado y las cerezas secas.

4. Cuando la base se haya horneado, salpique la mezcla de nueces calientes por toda la parte superior y extienda suavemente con el dorso de una cuchara. Regrese al horno y hornee por otros 10-20 minutos

hasta que la parte superior esté dorada; verifique cada 5 minutos. Deje enfriar a temperatura ambiente, luego derrita el chocolate negro en un microondas o en un tazón sobre, pero sin tocar, una olla con agua caliente. Rocíe el chocolate por toda la parte superior y deje que se solidifique antes de quitarlo y cortarlo en barras finas.

45 Pastel de pescado con tapa de filo

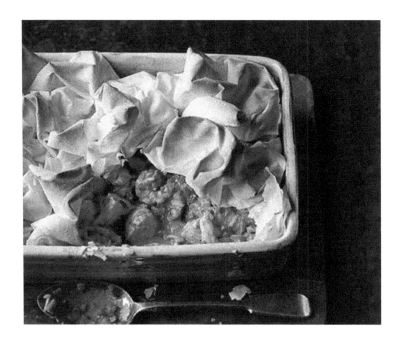

Ingredientes

- ❖ 100 g de mantequilla

- ❖ 1 cebolla finamente picada

- ❖ 1 bulbo de hinojo, finamente picado

- ❖ 1 diente de ajo finamente picado

- ❖ 1 cucharada de puré de tomate

- ❖ 200 ml de vino blanco

- ❖ 400g de tomate picado

- ❖ 150ml de crema doble

- ❖ 300g de filetes de lubina, sin piel y cortados en trozos grandes

- ❖ 250g de fletán, sin piel y cortado en trozos grandes

- ❖ 200 g de langostinos crudos grandes

- ❖ paquete pequeño de perejil de hoja plana, picado

- ❖ 2 cucharadas de estragón picado

- ❖ 6 hojas de pasta filo de 30 x 25 cm

PASOS

1. Calentar 25 g de mantequilla en una cacerola grande hasta que forme espuma. Agregue la cebolla y el hinojo y cocine a fuego lento durante unos 10 minutos hasta que estén muy tiernos. Agregue el ajo y cocine por 1 minuto más. Agregue el puré de tomate, cocine por 1 min, luego agregue el vino blanco y cocine a fuego lento por unos minutos hasta que se reduzca a la mitad.

2. Agregue los tomates picados y cocine a fuego lento durante 15 minutos hasta que tenga una salsa rica y espesa.

3. Retirar la salsa del fuego. Añada la nata, el pescado, las gambas y las hierbas y sazone. Vierta la mezcla en una fuente para hornear de 2 litros.

4. Cuando esté listo para cocinar, caliente el horno a 180C / 160C ventilador / gas 4 y derrita el resto de la mantequilla. Desenrolla la masa filo y unta 6 hojas por un lado con la mantequilla derretida. Estruje suavemente la masa y colóquela encima del relleno de la tarta, cubriendo completamente. Hornee durante 25 minutos en el medio del horno hasta que la masa esté dorada y crujiente.

46 Tarta de remolino de cardamomo de chocolate negro y blanco

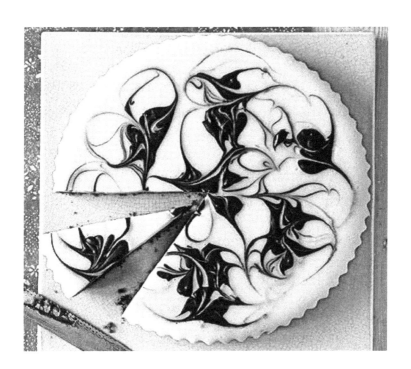

Ingredientes

Para los ganaches

- ❖ 7 vainas de cardamomo

- ❖ 400ml crema doble

- ❖ 100 g de azúcar en polvo blanca

- ❖ 200g de barra de chocolate blanco belga

- ❖ Paquete de 180 g Willie's Cacao Venezuelan Black 100% Carenero cacao, o pruebe Lindt 99% cacao (ambos disponibles en Waitrose)

- ❖ 25 g de mantequilla sin sal, cortada en trozos pequeños y ablandada

- ❖ 1 cucharadita de extracto de vainilla

- ❖ 150 ml de leche entera

- ❖ Para la base

- ❖ 200 g de digestivos de chocolate negro

- ❖ 75 g de mantequilla sin sal, derretida, más extra para engrasar

- ❖ 3 cucharadas de azúcar en polvo (blanca o dorada)

PASOS

1. Triturar las vainas de cardamomo con un mortero y luego poner las semillas y las cáscaras en una sartén mediana. Vierta la crema y el azúcar, revuelva, luego caliente suavemente hasta que la crema comience a hervir a fuego lento. Retirar la sartén del fuego y dejar infundir durante 30 minutos.

2. Mientras tanto, pique finamente el chocolate blanco en un procesador de alimentos, luego vierta en un tazón mediano. Repita con el cacao, vierta esto en otro tazón y agregue la mantequilla. Sazone cada chocolate con una pizca de sal.

3. Caliente el horno a 180C / 160C ventilador / gas 4 y engrase ligeramente un molde para tarta estriado de 23 cm o un molde desmontable. Sin limpiar el procesador, vierta los digestivos y pulse hasta obtener migas finas. Presione la mantequilla derretida y el azúcar hasta que la mezcla parezca arena húmeda, luego presione firmemente en la base de la lata. Deslícelo en una bandeja para hornear, hornee por 10 minutos y luego enfríe completamente.

4. Cuando la base esté fría, vuelva a calentar la crema infundida a fuego lento. Colar la mitad de la nata

sobre el chocolate blanco y revolver. Agregue la leche a lo que queda en la sartén, recaliente, luego cuele esto sobre el cacao picado y la mantequilla, y revuelva. Pasarán unos minutos antes de que cada chocolate se derrita por completo.

5. Vierta todo menos unas 3 cucharadas de ganache de cacao sobre la base de la galleta y enfríe durante 15 minutos o hasta que cuaje. Ahora inunde la parte superior con la ganache de chocolate blanco. Termine con la mezcla de cacao reservada, dejando caer 6 cucharadas en la parte superior como un reloj y una en el medio. Usa una brocheta para mezclar los colores. Enfríe durante al menos 4 horas o, idealmente, durante la noche para dejar que el ganache se asiente firme, luego sáquelo del refrigerador durante 30 minutos antes de servir.

47 Polenta de queso con ragú de salchicha

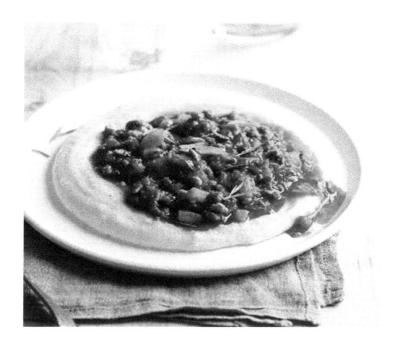

Ingredientes

- ❖ 1 cucharada de aceite de oliva

- ❖ 1 cebolla picada

- ❖ 1 diente de ajo finamente picado

- ❖ 6 salchichas de cerdo, sin piel

- ❖ 400g de tomate picado

- ❖ 200 ml de caldo de pollo

- ❖ 1 cucharada de puré de tomate

- ❖ 4 ramitas de romero picadas

- ❖ 200 g de polenta instantánea (disponible en supermercados más grandes y Holland & Barrett)

- ❖ 100 g de queso ahumado rallado

PASOS

1. Calentar el aceite en una cazuela grande a fuego medio-alto y cocinar la cebolla y el ajo por unos minutos. Agregue las salchichas, partiéndolas en trozos pequeños a medida que avanza, y cocine por otros 8-9 minutos. Agregue los tomates picados, el caldo, el puré y la mayor parte del romero. Deje hervir a fuego lento y cocine por otros 8-10 minutos o hasta que la mezcla espese. Sazone al gusto.

2. Mientras tanto, prepare la polenta siguiendo las instrucciones del paquete. Retirar del fuego y agregar el queso con un poco de condimento. Coloque la polenta en 4 platos, luego cubra con el ragú y una pizca del romero restante.

48 Pilchard puttanesca

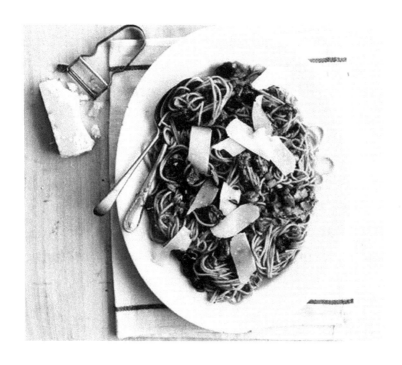

Ingredientes

❖ 300g de espaguetis

❖ 1 cucharada de aceite de oliva

❖ 1 cebolla finamente picada

❖ 2 dientes de ajo machacados

❖ 1 guindilla roja, sin semillas y finamente picada

❖ 1 cucharada de puré de tomate

❖ 425g de sardina en salsa de tomate

❖ Paquete de 70g de aceituna negra seca con hierbas (nosotros usamos Crespo), picada en trozos grandes

❖ parmesano afeitado, para servir

PASOS

1. Cocine la pasta siguiendo las instrucciones del paquete. Calentar el aceite en una sartén antiadherente y cocinar la cebolla, el ajo y la guindilla durante 3-4 minutos para que se ablanden. Agrega el puré de tomate y cocina por 1 min, luego agrega las sardinas con su salsa. Cocine, partiendo

el pescado con una cuchara de madera, luego agregue

las aceitunas y continúe cocinando por unos minutos más.

2. Escurre la pasta y agrégala a la sartén con 2-3 cucharadas del agua de cocción. Mezcle todo bien, luego divida en platos y sirva, esparcido con parmesano.

49.Pizza Margherita muy sencilla

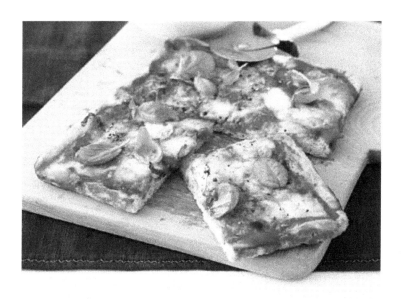

Ingredientes

- ❖ aceite de oliva, para la bandeja

- ❖ 200 g de harina común

- ❖ Paquete de 7 g de levadura seca fácil de mezclar

- ❖ 1 cucharadita de azucar

- ❖ 125 ml de agua tibia

- ❖ 85ml de passata

- ❖ 100g de mozzarella, medio rallada, medio picada

- ❖ 2 cucharadas de parmesano rallado o alternativa vegetariana

- ❖ manojo pequeño de albahaca, mitad picada, mitad dejada entera

- ❖ ensalada, para servir

PASOS

1. Caliente el horno a 240C / 220C ventilador / gas 9. Engrase una bandeja para hornear de 20 x 24 cm. Mezcle la harina, la levadura, $\frac{1}{4}$ de cucharadita de sal y el azúcar en un bol, luego agregue el agua.

Junte la mezcla, amase hasta que quede suave, luego presione en la bandeja engrasada.

2. Extienda la passata sobre la masa, dejando un borde delgado alrededor del borde. Sazone la passata, luego espolvoree con la albahaca picada, la mozzarella y el parmesano, y hornee por 15-20 minutos o hasta que esté bien cocido. Esparcir con la albahaca restante y servir con una ensalada.

50.Albóndiga de pavo con curry de piña

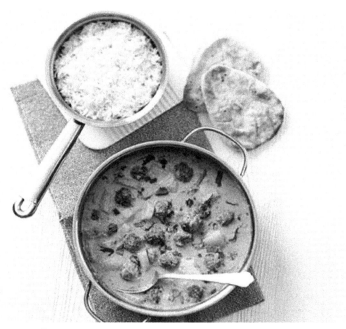

Ingredientes

- ❖ Paquete de 500g de carne picada de pavo

- ❖ 1 cucharada de aceite vegetal o de girasol

- ❖ 1 cebolla picada

- ❖ trozo de jengibre del tamaño de un pulgar, pelado y picado

- ❖ 1 diente de ajo

- ❖ racimo pequeño de cilantro, picado en trozos grandes, con los tallos y las hojas separados

- ❖ 432g lata trozos de piña en jugo, escurridos (reservar el jugo)

- ❖ 4 cucharadas de pasta korma (o alternativa sin gluten)

- ❖ 6 cucharadas de almendra molida

- ❖ 400ml de leche de coco descremada

- ❖ arroz basmati y pan naan (o una alternativa sin gluten), para servir

PASOS

1. Sazone la carne picada de pavo y forme mini albóndigas, del tamaño de una cereza grande. Caliente el aceite en su sartén más ancha, agregue las albóndigas y cocine, rodando por la sartén, durante 8 minutos hasta que se doren por completo. Mientras tanto, en un procesador de alimentos, mezcle la cebolla, el jengibre, el ajo, los tallos de cilantro y 2 cucharadas del jugo de piña reservado hasta obtener una pasta.

2. Empuje las albóndigas a un lado de la sartén, vierta la mezcla de cebolla en el espacio y cocine por unos minutos hasta que se ablanden. Agrega la pasta de curry y revuelve por 1 min, cubriendo las albóndigas. Agregue las almendras molidas, la leche de coco, los trozos de piña, otras 2 cucharadas del jugo de piña reservado y un poco de condimento. Cocine a fuego lento, sin tapar, durante 10 minutos hasta que espese un poco. Sirva con arroz basmati y pan naan.

CONCLUSIÓN

La dieta mediterránea no es una dieta única, sino un patrón de alimentación que se inspira en la dieta de los países del sur de Europa. Se hace hincapié en los alimentos vegetales, el aceite de oliva, el pescado, las aves, los frijoles y los cereales.

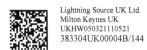